面向人民健康
提升健康素养

相约健康百科丛书

面向人民健康
提升健康素养

相约健康百科丛书

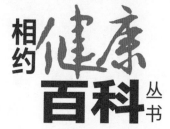

康养系列
康复

# 疼痛康复怎么办

主 编 樊碧发 张达颖

人民卫生出版社
·北京·

**陈竺院士**
说健康

# 总 序

人民健康是现代化最重要的指标之一，也是人民幸福生活的基础。党的二十大报告明确到 2035 年建成健康中国。社会各界，尤其是全国医疗卫生工作者，要坚持以人民为中心的发展思想，把保障人民健康放在优先发展的战略位置，加快推进健康中国建设，全方位全周期保障人民健康，为实现"两个一百年"奋斗目标、实现中华民族伟大复兴的中国梦打下坚实的健康基础，为共建人类卫生健康共同体作出应有的贡献。

为助力健康中国建设，提升人民健康素养，人民卫生出版社（以下简称"人卫社"）联合相关学（协）会、平台、媒体共同策划，整合各方优势、创新传播途径，打造高质量的纸数融合立体化传播健康知识普及出版物《相约健康百科丛书》（以下简称"丛书"）。丛书通过图书、新媒体、互联网平台等全媒体，努力为人民群众提供全生命周期的健康知识服务。在深入了解丛书的策划方案、组织管理和工作安排后，我欣然接受了邀请，担任丛书专家指导委员会主任委员，主要基于以下考虑。

**建设健康中国，人人享有健康。** 党的十八大以来，以习近平同志为核心的党中央一直高度重视、持续推动健康中国建设。2016 年党中央、国务院印发的《"健康中国 2030"规划纲要》指出，推进健康中国建设，是全面建成小康社会、基本实现社会主义现代化的重要基础，是全面提升中华民族健康素质、实现人民健康与经济社会协调发展的国家战略。健康中国的主题是"共建共享、全民健康"，共建共享是基本路径，

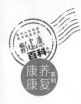

全民健康是根本目的。人人参与、人人尽力、人人享有，实现全民健康，需要全社会共同努力。党的二十大对新时代新征程上推进健康中国建设作出新的战略部署，赋予了新的任务使命，提出"把保障人民健康放在优先发展的战略位置，完善人民健康促进政策"。丛书建设抓住了健康中国建设的核心要义。

**提升健康素养，需要终身学习。**健康素养是人的一种能力：它能够帮助个人获取和理解基本的健康信息和服务，并能运用其作出正确的判断和决定，以维持并促进自己的健康。2008 年 1 月，卫生部发布《中国公民健康素养——基本知识与技能（试行）》，首次以政府文件的形式界定了居民健康素养，我很高兴签发了这份文件。此后，我持续关注该工作的进展和成效。经过多年的不懈努力，我国健康素养促进工作蓬勃发展，居民健康素养水平从 2009 年的 6.48% 上升至 2021 年的25.4%，人民健康状况和基本医疗卫生服务的公平性、可及性持续改善，主要健康指标居于中高收入国家前列，为以中国式现代化全面推进中华民族伟大复兴奠定了坚实的健康基础。健康素养需要持续地学习和养成，丛书正是致力于此。

**健康第一责任人，是我们自己。**2019 年 12 月，十三届全国人大常委会第十五次会议通过了《中华人民共和国基本医疗卫生与健康促进法》，该法第六十九条提出"公民是自己健康的第一责任人，树立和践行对自己健康负责的健康管理理念，主动学习健康知识，提高健康素养，加强健康管理。倡导家庭成员相互关爱，形成符合自身和家庭特点的健康生活方式。"从国家法律到健康中国战略，都强调每个人是自己健康的第一责任人。只有人人都具备了良好的健康素养，成为自己健康的第一责任人，健康中国才有了最坚实的基础。丛书始终秉持了这一理念，能够切实帮助读者承担起自己的健康责任。

接受丛书编著邀请后，我多次听取了丛书工作委员会和人卫社的汇报，提出了一些建议，并录制了"院士说健康"视频。我很高兴能以此项工作为依托，为人民健康多做些有意义的工作。丛书工作委员会和人卫社的同仁们一致认为，这件事做好了，对提高国民特别是青少年健康素养意义重大！

2022 年 11 月，在丛书启动会议上，我提出丛书建设要做到心系于民、科学严谨、质量第一、无私奉献四点希望。2023 年 9 月，丛书"健康一生系列"正式出版！丛书建设者们高度负责、团结协作，严谨、创新、务实地推进丛书建设，让我对丛书即将发挥的作用充满了信心，也对健康科普工作有了更多的思考。

**一是健康科普工作需把社会责任放在首位。**丛书为做好顶层设计，邀请一批院士担任专家指导委员会的成员。院士们的本职工作非常繁忙，但他们仍以极高的热情投入丛书建设中，指导把关、录制视频，担任健康代言人，身体力行地参与健康科普工作。全国广大医务工作者也要积极行动起来，把社会责任放在首位，践行习近平总书记提出的"科技创新、科学普及是实现创新发展的两翼"之工作要求，把健康科学普及放在与医药科技创新同等重要的位置，防治并重，守护人民健康。

**二是健康科普工作应始终心系于民。**健康科普需要找准人民群众普遍关心的健康问题，有针对性地开展工作，方能事半功倍。丛书每一个系列都将开展健康问题征集活动，"健康一生系列"收集了两万余个来自大众的健康问题，说明人民群众的健康需求是旺盛的，对专家解答是企盼的。丛书组织专家对这些问题进行了认真的整理、分析和解答，并在正式出版前后组织群众试读活动，以不断改进工作，提升质量，满足人民健康需求，这些都是服务于民的重要体现。丛书更是积极尝试应用新

技术新方法，为科普传播模式创新赋能，强化场景化应用，努力探索克服健康科普"知易行难"这个最大的难题。

**三是健康科普工作须坚持高质量原则。**高质量发展是中国式现代化的本质要求之一。健康科普工作事关人民健康，须遵从"人民至上、生命至上"的理念，把质量放在最重要的位置，以人民群众喜闻乐见的方式，传递科学的、权威的、通俗易懂的健康知识，要在健康科普工作中塑造尊重科学、学习科学、践行科学之风，让"伪科学""健康谣言""假专家"无处遁形。丛书工作委员会、各编委会坚持了这一原则，将质量要求落实到每一个环节。

**四是健康科普工作要注重创新。**不同的时代，健康需求发生着变化，健康科普方式也应与时俱进，才能做到精准、有效。丛书建设模式创新也是耳目一新，比如立足不同的应用场景，面向未来健康需求的无限可能，设计了"1+N"的丛书系列开放体系，成熟一个系列就开发一个；充分发挥专业学（协）会和权威专家作用，对每个系列的分册构建进行充分研讨，提出要从健康科普"读者视角"着眼，构建具有中国特色的国民健康知识体系；精心设计各分册内容结构和具有中华民族特色的系列 IP 形象；针对人民接受健康知识的主要渠道从纸媒向互联网转移的特点，设计纸数融合图书与在线健康知识问答库结合，文字、图片、视频、动画等联动的全媒体传播模式，全方位、全媒体、全生命周期服务人民健康等。

**五是健康科普工作需要高水平人才队伍。**人才是所有事业的第一资源。丛书除自身的出版传播外，着眼于健康中国建设大局，建立编写团队组建、遴选与培养的系列流程，开展了编写过程和团队建设研究，组建来自全国，老、中、青结合的高水平编者团队，且每个分册都通过编写过程的管理努力提升作者的健康科普能力。这项工作非常有意义。希望未来，越来越多的卫生健康工作者能以高度的社会责任感、职业使命感，以无私奉献的精神参与到健康科普工作中，以更多更好的健康科普精品，服务人民健康。

衷心希望，通过驰而不息的建设，丛书能让健康中国、健康素养、健康第一责任人的理念深入人心，并转化为建设健康中国的重要动力，成为国民追求和促进健康的重要支撑。

衷心希望，能以大型健康科普精品丛书为依托，培养一支高水平的健康科普作者队伍，增强文化自信的建设力量，从而更好地为中华民族现代文明贡献健康力量。

衷心希望，读者朋友们积极行动起来，认真汲取《相约健康百科丛书》中的健康知识，把它们运用到自己的生活里，让自己更健康，也为健康中国建设作出每个公民的贡献！

中国红十字会会长

中国科学院院士

丛书专家指导委员会主任委员

2023 年 7 月

相约健康百科丛书
# 出版说明

　　健康是幸福生活最重要的指标，健康是 1，其他是后面的 0，没有 1，再多的 0 也没有意义。提升健康素养，是提高全民健康水平最根本、最经济、最有效的措施之一。党的二十大报告要求，加强国家科普能力建设，深化全民阅读活动。习近平总书记指出，科技创新、科学普及是实现创新发展的两翼，要把科学普及放在与科技创新同等重要的位置。在这一重要指示精神的指引下，人民卫生出版社（以下简称"人卫社"）努力探索让科学普及这"一翼"变得与科技创新同样强大，进而助力创新型国家建设。经过深入调研，团结广大医学科学家、健康传播专家、学（协）会、媒体、平台，共同策划出版《相约健康百科丛书》（以下简称"丛书"）。

　　为了帮助读者更好地了解和使用丛书，特将出版相关情况说明如下。

## 一、丛书建设目标

　　丛书努力实现五个建设目标，即：高质量出版健康科普精品，培养优秀的健康科普团队，创新数字赋能传播模式，打造知识共建共享平台，最终提升国民健康素养，服务健康中国行动落实和中华民族现代文明建设。

## 二、丛书体系构建

　　1. 丛书各系列分册设计遵从人民至上的理念，突出读者健康需求和

视角。各系列的分册设计经过多轮专家论证、读者健康需求调研,形成从读者需求入手进行分册设计的共识,更好地与读者形成共鸣,让读者愿意读、喜欢读,并能转化为自身健康生活方式和行为。

比如,丛书第一个系列"健康一生系列",既不按医学学科分类,也不按人体系统分类,更不按病种分类,而是围绕每个人在日常生活中会遇到的健康相关问题和挑战分类。这个系列分别针对健康理念养成,到人生面临的生、老、病问题,再到每天一睁眼要面对的食、动、睡问题,最后到更高层次的养、乐、美问题,共设立 10 个分册,分别是《健康每一天》《健康始于孕育》《守护老年健康》《对疾病说不》《饮食的健康密码》《运动的健康密码》《睡眠的健康密码》《中医养生智慧》《快乐的健康密码》和《美丽的健康密码》。

2. 丛书努力构建从健康知识普及到健康行为指导的全生命周期全媒体的健康知识服务体系。依靠权威学(协)会和专家的反复多次研究论证,从读者的健康需求出发,丛书构建了"1+N"系列开放体系,即以"健康一生系列"为"1";以不同人群、不同场景的不同健康需求或面临的挑战为"N",成熟一个系列就开发一个系列。"主动健康系列""应急急救系列""就医问药系列""康养康复系列",以及其他系列将在"十四五"期间陆续启动和出版。

3. 丛书建设有力贯彻落实"两翼论"精神,推动健康科普高质量创新发展。丛书除自身的出版传播外,还建立编写团队组建、遴选与培养的系列流程,开展了编写过程和团队建设研究,组建来自全国,老、中、青结合的高水平编者团队,并通过编写过程的管理努力提升作者的健康科普能力。丛书建设部分相关内容还努力申报了国家"十四五"主动健康和人口老龄化科技应对重点专项;以"《相约健康百科丛书》策划出版为基础探索全方位、立体化大众科普类图书出版新模式"为题,成功获得人卫研究院创新发展研究项目支持。

**三、丛书创新特色**

1. 体现科学性、权威性、严谨性。为做好丛书的顶层设计、项目实施和编写出版工作,保障科学性,成立丛书专家指导委员会、工作委员会和各分册编委会。

第十二届、十三届全国人大常委会副委员长,中国红十字会会长陈竺院士担任丛书专家指导委员会主任委员,国家卫生健康委员会副主任李斌、中国计划生育协会常务副会长于学军、中华预防医学会名誉会长王陇德院士、中国健康促进基金会荣誉理事长白书忠等担任副主任委员,三十余位院士应邀担任委员。专家们积极做好丛书顶层设计、指导把关工作,录制"院士说健康"视频,审阅书稿,甚至承担具体编写工作……他们率先垂范,以极高的社会责任感投入健康科普工作,为全国医务工作者参与健康科普工作树立了榜样。

人民卫生出版社、中国健康促进基金会、中国计划生育协会、中华预防医学会、中国科普研究所、全国科学技术名词审定委员会、健康报社、新华网客户端《新华大健康》等机构负责健康科普工作的领导和专家组成了丛书工作委员会,并成立了丛书工作组,形成每周例会、专题会、组建专班等工作机制,确保丛书建设的严谨性和高质量推进。

各系列各分册编委会均由相关学(协)会、医学院校、研究机构等领域具有卓越影响力的专家组成。专家们面对公众健康需求迫切,但优秀科普作品供给不足、科普内容良莠不齐的局面,均以极大的热忱投入丛书建设与编写工作中,召开编写会、审稿会、定稿会等各类会议,对架构反复研究,对内容精益求精,对表达字斟句酌,为丛书的科学性、

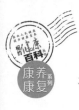

权威性和严谨性提供了可靠保证。

2. 彰显时代性、人民性、创新性。习近平总书记在文化传承发展座谈会上发表重要讲话，强调"在新的起点上继续推动文化繁荣、建设文化强国、建设中华民族现代文明，是我们在新时代新的文化使命"。丛书以"同中国具体实际相结合、同中华优秀传统文化相结合"理念为指导，彰显时代性、人民性、创新性。

丛书高度重视调查研究工作，各个系列都会开展面向全社会的问题征集活动，并将征集到的问题融入各个分册。此外，在正式出版前后都专门开展试读工作，以了解读者的真实感受，不断调整、优化工作思路和方法，实现内容"来自人民，根植人民，服务人民"。

在丛书整体设计和 IP 形象设计中，力求用中国元素讲好中国健康科普故事。丛书在全程管理方面始终坚持创新，在书稿撰写阶段，即采用人卫投审稿平台数字化编写方式，从源头实现"纸数融合"。在图书编写过程中，同步建设在线知识问答库。在图书出版后，实现纸媒、电子书、音频、视频同步传播，为不同人群的不同健康需求提供全媒体健康知识服务。

3. 突显全媒性、场景性、互动性。丛书采取纸电同步方式出版，读者可通过数字终端设备，如电脑、手机等进行阅读或"听书"；同时推出配套数字平台服务，读者可通过图书配套数字平台搜索健康知识，平台将通过文字、语音、直播等形式与读者互动。此外，丛书通过对内容的数字化、结构化、标引化，建立与健康场景化语词的映射关系，构建场景化知识图谱，利用人们接触的各类健康数字产品，精准地将健康知识推送至需求者的即时应用现场，努力探索克服健康科普"知易行难"这个最大的难题。

## 四、丛书的读者对象、内容设计和使用方法

参照《中国公民健康素养 66 条》锁定的目标人群，丛书读者对象定为接受九年义务教育及具备以上文化水平的人群，采用问答形式编写，重点选择大众日常生活中"应知道""想知道""不知道"和"怎么办"的问题。丛书重在解决"怎么办"，突出可操作性，架起大众对"预防为主"和"一般健康问题"从"为什么"到"怎么办"的桥梁，助力从"以治病为中心"向"以健康为中心"转变。

丛书是一套适合普通家庭阅读、查阅和收藏的健康科普书，覆盖日常生活中会遇到的常见健康问题。日常阅读，可以有效提升健康素养；遇到健康问题时查阅对应内容，可以达到答疑解惑、排忧解难的目的。此外，丛书还配有丰富的富媒体资源，扫码观看视频即可接收来自专家针对具体健康问题的进一步讲解。

《庄子·内篇·养生主》提醒我们："吾生也有涯，而知也无涯，以有涯随无涯，殆已！"如何有效地让无穷的医学知识转化为有限的健康素养，远远不止"授人以渔"这么简单，这需要以大型健康科普精品出版物为依托，培养一支高水平的健康科普作者队伍；需要积极推进相关领域教育、科技、人才三位一体发展，大力弘扬科学精神和科学家精神；还需要社会各界积极融健康入万策，并在此基础上努力建设健康科学文化，增强文化自信的建设力量，从而更好地为中华民族现代文明建设贡献健康力量。

衷心感谢丛书建设者们和读者们的大力支持，让我们共同努力，为健康中国建设和中华民族现代文明建设作出力所能及的贡献。

丛书工作委员会

2023 年 7 月

# 前　言

　　疼痛是人类生命中的一部分，它不仅是一种身体的感觉，更是一种情绪和心理的体验。在我国，慢性疼痛的患者日益增多，已经成为影响人民生活质量的重要健康问题之一。《相约健康百科丛书——疼痛康复怎么办》是一本旨在帮助广大读者了解和管理疼痛的实用指南。它汇集了我国疼痛医学领域的顶级专家学者，通过对疼痛相关问题的科学、系统、通俗易懂的阐述，为广大读者提供了了解疼痛医学知识，学习疼痛管理经验的独特视角和途径。

　　在本书编写过程中，我们力求做到科学性、实用性、通俗性兼备：内容上涵盖人民群众日常生活中经常遇到的各种疼痛问题，语言上密切贴合大众表达习惯，通俗易懂，同时兼具实用性，能够为人们处理疼痛问题提供指导。

　　全书共分为五个部分，包括疼痛诊疗的重要意义、不同部位疼痛的病因和治疗方法、常见慢性疼痛疾病、运动引起的疼痛以及治疗疼痛的常用技术。我们希望通过阅读本书，读者能够更加全面地了解疼痛的本质，掌握科学的疼痛管理方法，从而有效地缓解疼痛，提高生活质量。疼痛管理不仅仅是医生的责任，更需要患者自身的积极参与和家人的支持。在此，我们衷心希望每一位读者都能从中受益，找到适合自己的疼痛管理之道。

韩济生院士
说健康

　　最后，特别感谢人民卫生出版社对本书的精心策划、大力支持和编辑指导；感谢所有参与本书编写的专家学者，他们的无私奉献和专业精神，使得本书能够高质量地如期与读者见面。愿本书成为广大读者的良师益友，为大家的健康无痛生活保驾护航。

樊碧发　张达颖

2024 年 4 月

# 目 录

第一章　**疼痛诊疗的重要意义**

## 第二章　解密不同部位的疼痛

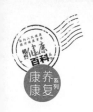

第三章　**常见的慢性疼痛疾病**

**一　风湿痛与软组织疼痛**　132

## 二　神经病理性疼痛

## 第四章　解密运动引起的疼痛

# 第五章　治疗疼痛的常用技术

## 二 神经阻滞治疗疼痛

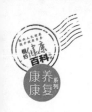

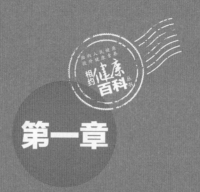

# 第一章

# 疼痛诊疗的重要意义

一

# 痛觉的
# 感知

# 1. 为什么身体会出现**疼痛**

当我们受到了伤害，就会感受到疼痛，比如针扎的刺痛、火烧的灼痛、长跑后的肌肉酸胀痛，以及一个姿势时间保持久了的困痛。生离死别等生活中的不幸事件也会让人感觉到心痛。甚至一些经历过地震、火灾等巨大应激的人，在看到类似影视场景时，都会感觉到疼痛。因此，疼痛被定义为一种与实际或潜在的组织损伤相关的不愉快的感觉和情绪情感体验。

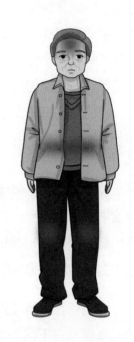

关键词

疼痛 情绪情感体验

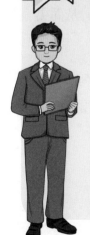

**专家说**

疼痛的产生过程

疼痛往往是令人不愉快的，但它也是我们生存不可或缺的一部分。接下来，我们从疼痛产生的过程来了解一下身体为什么会出现疼痛。

当我们不小心碰到滚烫的热水壶，或是被锐物划伤皮肤，一种难以言喻的痛感便会在瞬间袭来。在这痛感背后，隐藏着一场神秘的旅程，需要我们的神经末梢、脊髓以及大脑共同参与。

　　当伤害性刺激作用于我们的皮肤或其他组织时，便会被特殊的感受器捕捉。这些感受器就如同一位位敏锐的侦察兵，迅速将伤害性刺激转化为神经信号。接着，这些信号沿着神经纤维飞速传递，它们穿越脊髓，直抵大脑皮层。在传递过程中，这些信号在不同的神经元之间传递和调制，就像一场接力赛，每一个神经元都在为确保信号准确传递而努力。当这些信号抵达大脑皮层时，我们便能感知到疼痛的存在。

**身体出现疼痛的意义**

　　痛觉可作为机体受到伤害的一种警告，引起机体一系列防御性保护反应，但另一方面，疼痛作为警告也有其局限性（如癌症等出现疼痛时，已为时太晚）。而某些长期的剧烈疼痛，对机体已成为一种难以忍受的折磨。

　　疼痛存在个体差异，不同情绪状态、认知过程和经验对身体感知疼痛都有不同的影响。众所周知，心理状态也能引发疼痛。我们的情绪和心理状态对身体有着深远的影响。焦虑、抑郁等心理问题会使人们对疼痛更加敏感，甚至产生疼痛的错觉。正是由于这种复杂的过程，我们才能更深入地理解疼痛的本质，从而更有效地应对它。

　　总的来说，身体疼痛的原因是多方面的，包括神经刺激、肌肉紧张、炎症反应以及心理因素等多个方面。理解这些疼痛的具体原因，有助于我们更好地预防和治疗疼痛问题。

## 痛觉感受器

痛觉感受器是感受伤害性刺激的初级感觉神经元的外周部分，广泛分布于皮肤、肌肉、关节和内脏中。当组织受损或发炎时，会释放致痛物质，作用于感受器引起疼痛。痛觉感受器分为快痛和慢痛两种：快痛是短暂的刺痛，慢痛是持续的强烈疼痛。伤害性感受器分为机械型、温度型和多觉型，对不同类型的刺激起反应。痛觉可以作为机体受损的报警信号，但慢性疼痛或剧烈疼痛会对机体造成不良影响。

## 痛觉神经元

痛觉神经元是中枢神经系统的一部分，主要分布在脊髓、大脑、丘脑和脑干等部位，负责将疼痛信号传递给大脑。当受到刺激或损伤时，痛觉神经元会将疼痛信息传递给大脑，使人感受到疼痛。为了保持其正常功能，应避免刺激性因素，如情绪紧张、疲劳等，并适当进行体育锻炼。

## 大 脑 皮 层

大脑皮层是神经元细胞密集区域，负责调节身体各项功能，如运动、感觉、情感和思维。它由初级感觉区、初级运动区和联合区组成。初级感觉区位于大脑半球后部，初级运动区位于前部，联合区位于这两个区域的深部。大脑皮层损伤时，可能引发头痛、头

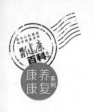

昏、昏迷，同时也会影响运动、感觉、语言等功能的正常运作。我们可通过保持情绪稳定、避免过度劳累、合理饮食等方式，来保护大脑皮层健康。

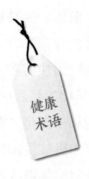

### 组织损伤

组织损伤是细胞和组织受到有害因素损害的过程，可能由病毒、细菌、毒素、放射线、外伤等引起。损伤分为急性、慢性及恢复阶段。急性损伤通常可逆，可通过常规手段治疗。慢性损伤治疗难度较大，需长期管理。恢复阶段需全面护理，以确保机体正常恢复。传染病中，组织损伤途径有直接损伤、毒素作用和免疫机制。病原体可通过多种方式破坏组织，需及时就医并采取正确治疗手段，预防组织损伤的发生。

### 情绪情感体验

情绪情感体验是指个体在特定情境下对情绪或情感的直接感受和体验，涉及主观感知和内在反应。它是情感认知的重要组成部分，对个体心理健康、社交互动和日常生活都至关重要。情绪情感体验多样且复杂，受文化、经历、背景等因素影响，也与认知、动机、情感调节等紧密相关。研究情绪情感体验有助于理解情感本质和机制，促进情感计算和人工智能发展，同时也有助于保障心理健康和提高生活质量。

### 防御性保护反应

防御性保护反应是生物体在面对潜在威胁时，为保护自身不受伤害而采取的生理和心理反应。生理上，这些反应包括应激反应、免疫反应和疼痛反应，以应对挑战、清除病原体和避免进一步伤害。心理上，可能表现为否认、投射和退行等反应模式，帮助个体逃避痛苦和应对压力。了解这些反应有助于我们更好地应对生活中的挑战和压力。

（李水清）

健康
云课堂

疼痛忍忍就能好吗

关键词

功能性问题　神经症

# 2. 为什么**体检**明明没有问题却还是有**疼痛症状**

首先，我们需要明确一点，体检结果正常并不代表完全没有疾病。有时候，疼痛可能是功能性问题、神经症或者检查项目不全面等导致的。

**专家说**

### 功能性疾病

有些功能性疾病常无明确的器质性病变，如功能性消化不良、肠易激综合征、盆腔淤血综合征等，虽然常规检查可能不会发现明显的器质性病变，但它们可能会导致长期腹部隐痛、食欲下降等症状。此外，精神压力过大、劳累过度等因素也可能引起自主神经功能紊乱，进而影响消化、吸收等功能。

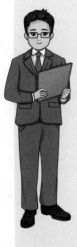

神经症

神经症包括神经衰弱、强迫症、焦虑症、恐惧症、躯体形式障碍等。患者深感痛苦，且这些症状可能妨碍其心理功能或社会功能，但通常没有可明确证实的器质性病理基础，病程大多呈现为持续迁延或发作性。

神经症也可能导致身体某些部位出现疼痛或不适的感觉。这种情况在常规检查中不会显示异常数据，因此医生需要根据患者的主要症状和其他伴随症状进行综合判断。

## 检查项目不够完善

有时候检查项目不够完善，也可能导致漏诊的情况。例如，患者出现腹痛时，需要综合运用腹部 B 超、磁共振成像、肠镜等项目进行检测，才能明确诊断。单一的检查项目可能无法确诊疾病。

综上所述，体检没有发现明显异常但患者却存在疼痛症状，可能是由功能性消化不良、肠易激综合征、盆腔淤血综合征等功能性疾病引起的，也可能是由于神经症及检查项目不完善等导致的。因此，当患者出现疼痛症状时，建议前往上级医院进行全面检查，以免出现误诊的情况。同时，患者在日常生活中也需要注意调节情绪、保持健康的生活方式等，有助于缓解疼痛症状。

（李水清）

# 3. 为什么**精神心理疾病**会导致疼痛

最新数据显示，全球慢性疼痛患病率约为38%，中国慢性疼痛患者超过3亿人，且每年以2000万的速度增长。随着人们工作和生活节奏的不断加快，精神心理疾病的发病率也急剧上升。慢性疼痛和精神心理疾病经常伴随出现。不了解的读者们可能要问：精神心理疾病和疼痛之间有何关联？研究表明，精神心理疾病和慢性疼痛之间存在共同的核心发病机制，精神心理疾病是疼痛的主要诱因，可能导致慢性疼痛的发生。

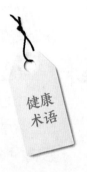

健康术语

**精神心理疾病**

精神心理疾病是指在生物学、心理学以及社会环境等多重因素的综合影响下，大脑功能出现失调，进而导致认知、情感、意志和行为等精神活动出现不同程度障碍的疾病。

关键词

精神心理疾病 疼痛

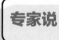 **专家说**

**精神心理疾病和慢性疼痛之间的核心发病机制**

疼痛的病理机制尚不十分清晰，慢性疼痛的机制则更为复杂。生理机制和心理机制被认为共同构成了疼痛的产生机制。

神经损伤与疼痛之间存在着密切的关系，神经 -

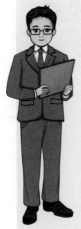

免疫 - 内分泌系统和神经递质系统失调可能是导致这些疾病发生的重要因素。精神心理疾病导致疼痛，因为它们有相似的心理或生物学基础，并有共同的病理生理学机制，如血清素缺乏或血浆皮质醇分泌过多，动物实验研究结果表明，大鼠脑内一种色氨酸代谢限速酶介导了抑郁症和疼痛之间的联系，并且很多抑郁症相关的脑区同样影响疼痛。

神经心理疾病和慢性疼痛共同涉及很多大脑结构，并共享相同的神经回路和影响神经系统的化学物质。这些共享的通路不仅实现了疾病在不同水平内的相互调节，而且实现了在不同脑区间、细胞间和通过神经化学信号的相互调节。

精神心理疾病和疼痛之间的关系较为复杂，早期正规的心理治疗干预和精神药物也被纳入到慢性疼痛的治疗方案中。如您正处于精神心理疾病和疼痛的困扰中，请尽快到正规医疗机构就诊。

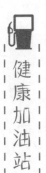

健康加油站

**社交活动有助于保持心情舒畅，减少精神心理疾病发生**

人类是社交性动物，社交活动是我们日常生活中不可或缺的一部分。社交不仅有助于我们建立人际关系和增强社会支持，还可以帮助我们缓解压力、调节心情、预防疾病、减轻疼痛。日常生活中，与家人、朋友和同事保持联系是调节心情最好的方法之一。在与人沟通过程中，一方面可以分享快乐，另一方面也要学会倾听。通过寻找共同的兴趣爱好，可以建立亲密关系，从而增强社会支持。在社交活动中，逐步释放压力，调节心情，放松心态，乐享人生。

（李水清）

二

# 疼痛对身体的
# 影响

# 4. 长期**慢性疼痛**有什么危害

慢性疼痛是一种常见的疾病症状，多种疾病可能伴发慢性疼痛，而慢性疼痛对人体身心的损害往往比原发病本身更为严重。甚至有专家发出这样的感慨：疾病可能摧毁人的身体，但慢性疼痛可能摧毁人的灵魂，可见慢性疼痛对人类健康有非常大的危害。

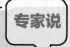

### 什么是慢性疼痛，慢性疼痛的主要危害是什么

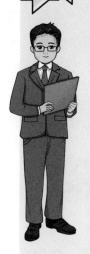

慢性疼痛是由生物、心理和社会因素共同作用导致的一种以疼痛为主要表现的临床综合征，其诊断标准通常为疼痛持续时间超过正常组织愈合所需的3个月时间。生理性疼痛原本是机体的正常保护机制，但慢性疼痛却发展成为一种疾病，给医疗系统和社会经济带来了严重的负担。据了解，患者长期处于疼痛的折磨中，除了原发疾病的加重外，还可能因疼痛产生精神困扰，引发抑郁症和人格改变等，疼痛会对人的精神造成伤害。此外，持续的慢性疼痛也可能引起人体神经、内分泌、心血管、消化、呼吸等多系统功能失调，并可能因免疫力低下而诱发各种并发症。

**慢性疼痛的发生机制**

慢性疼痛发生与维持的机制研究主要集中在三个方面：外周敏化（外周神经纤维及背根神经节的敏化）、脊髓层面的中枢敏

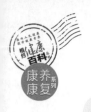

化和大脑中枢层面的结构功能重塑。其中，疼痛慢性化在大脑层面的中枢机制受到越来越多的关注。原因在于：一方面伤害性刺激信息需要在大脑中进行整合才能形成疼痛；另一方面，慢性疼痛通常伴有情绪以及认知障碍的共病，例如焦虑、抑郁、认知障碍等，而这些涉及情绪和认知的高级功能都需要在大脑层面进行整合，都提示慢性疼痛会导致中枢层面大脑的改变和重构。

因此，如果您正在经历慢性顽固性疼痛，建议及时就医，接受专业医生的诊断和治疗。医生会根据您的具体情况，制订合适的治疗方案，以达到最佳的治疗效果。

（李水清）

# 5. 为什么需要区分

# 急性疼痛与慢性疼痛

区分急性疼痛与慢性疼痛对于正确诊断和治疗至关重要。急性疼痛通常是身体对伤害的直接反应，它是一种警告信号，提示需要医疗干预以避免进一步损伤。相反，慢性疼痛通常持续较长时间，可能是由长期疾病引起的，或在原始伤害愈合后仍然持续存在。急性疼痛与慢性疼痛的区分有助于医生制订适当的治疗计划，如急性疼痛可能需要及时治疗以减轻症状，而慢性疼痛的治疗可能更侧重于疼痛管理和提高患者的生活质量。

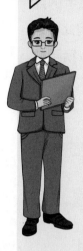

专家说

## 急性疼痛与慢性疼痛鉴别诊断

急性疼痛通常是由一种突发的疾病过程或一次损伤引起的，其持续时间一般不超过 1 个月。这类疼痛主要与手术、组织损失或某些特定疾病状态相关，并表现为一种症状。相对而言，慢性疼痛则指那些持续或反复发作超过 3 个月的疼痛。它可能是源于急性组织损伤后的持续性疼痛，或是一些长期、原因不明的疼痛。慢性疼痛的发生与生物、心理、社会等多种因素相关，已经超出了简单的症状范畴，成为一种独立的疾病状态。它可能导致睡眠紊乱、食欲缺乏、免疫力下降，甚至诱发其他疾病。急性疼痛与慢性疼痛的主要区别在于疼痛持续的时间、诱发原因、症状表现及治疗目标的不同。急性疼痛通常是一个暂时的症状，而慢性疼痛则是一种需要长期管理和治疗的疾病。因此，理解这两者之间的差异对于实现有效治疗、减少并发症、提高患者生活质量至关重要。

## 急性疼痛与慢性疼痛治疗

不管是急性疼痛还是慢性疼痛，患者都不应一味忍痛，而是应当积极查明疼痛原因，并进行针对性治疗。急性疼痛和慢性疼痛，虽同为疼痛体验，但它们在治疗方法和管理策略上却有着本质的区别。急性疼痛的治疗重点在于控制痛感和治疗疼痛原因。这通常涉及短期使用的镇痛药物、局部治疗，有时甚至可能需要手术干预。慢性疼痛的管理则更为复杂，它不仅涉及长期的药物治疗，如非甾体抗炎药（nonsteroidal anti-inflammatory

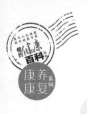

drug，NSAID）或阿片类药物，还包括物理疗法、心理支持，甚至是生活方式的调整。慢性疼痛的治疗旨在减轻患者的痛苦，提高患者的生活质量，并预防疼痛的长期影响。因此，理解和区分这两种疼痛类型，对医生制订有效的治疗方案至关重要。

（李水清）

关键词

慢性疼痛　中枢敏化　外周敏化

# 6. 为什么经历了长期的慢性疼痛后身体忍受**疼痛的能力**却更弱了

　　长期慢性疼痛可能导致身体对疼痛更加敏感，这种现象被称为疼痛敏感化。长期的疼痛刺激可以影响神经系统的功能，使得神经细胞对疼痛信号的响应更加敏感和活跃。这意味着即使是轻微的刺激也可能被感知为疼痛，而且疼痛感觉可能比实际伤害所引发的感觉更加强烈。因此，经历长期慢性疼痛的个体可能发现自己对疼痛的耐受能力有所降低。

## 慢性疼痛与中枢、外周敏化密切相关

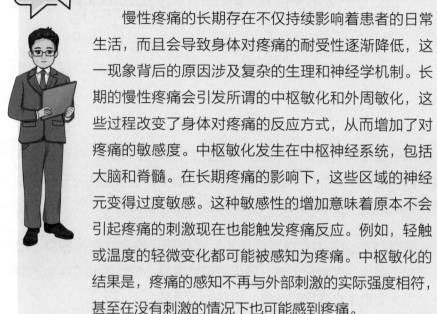

慢性疼痛的长期存在不仅持续影响着患者的日常生活，而且会导致身体对疼痛的耐受性逐渐降低，这一现象背后的原因涉及复杂的生理和神经学机制。长期的慢性疼痛会引发所谓的中枢敏化和外周敏化，这些过程改变了身体对疼痛的反应方式，从而增加了对疼痛的敏感度。中枢敏化发生在中枢神经系统，包括大脑和脊髓。在长期疼痛的影响下，这些区域的神经元变得过度敏感。这种敏感性的增加意味着原本不会引起疼痛的刺激现在也能触发疼痛反应。例如，轻触或温度的轻微变化都可能被感知为疼痛。中枢敏化的结果是，疼痛的感知不再与外部刺激的实际强度相符，甚至在没有刺激的情况下也可能感到疼痛。

外周敏化则发生在疼痛感受器的层面，这些感受器位于皮肤、肌肉和其他组织中。由于长期的炎症或组织损伤，这些感受器对疼痛的反应增强。例如，一个慢性疼痛患者可能会发现，原本不会引起不适的压力或摩擦现在却变得异常痛苦。这种外周敏化使得身体对疼痛的感知变得更加剧烈和频繁。

中枢和外周敏化的结合导致慢性疼痛患者在长期疼痛后对疼痛的感受变得更加敏感。生活中的普通活动，如走路或穿衣，都可能成为触发疼痛的源头。此外，长期的疼痛状态不仅影响身体，还可能引起一系列心理和情绪问题，如焦虑、抑郁和睡眠障碍。这些问题反过来又加剧了疼痛的感知，形成一个恶性循环。因此，长期慢性疼痛后，身体对疼痛的耐受能力就减弱了。

（李水清）

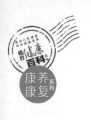

# 7. 疼痛的**微创介入治疗**为何被认为是现代医学的重大进步

关键词

微创 介入治疗 慢性疼痛

很多到疼痛科就诊的患者，经过医生的综合评估后，可能会需要接受微创介入手术治疗。在普通民众的印象中，手术往往与开刀相联系，因此可能产生恐惧感。

疼痛微创介入治疗以其创伤小、效果好且安全性高等特点，已广泛用于慢性肌肉骨骼疼痛、神经病理性疼痛、癌性疼痛等疾病的治疗，为大量患者有效缓解疼痛，提升生活质量。

随着新理念和新材料的不断涌现，微创介入镇痛在慢性疼痛疾病诊疗中的应用范围越来越广，正逐步实现精准诊疗和全程质量管理。

**专家说**

**微创介入技术在治疗疼痛方面有什么优势**

疼痛科作为医学领域的一个快速发展的新兴学科，其核心任务在于诊断和治疗各种原因所致的慢性疼痛，并致力于改善患者的生活质量。随着临床医学水平不断进步，在采用传统的药物、物理治疗、康复训练以及中医治疗等方法的基础上，微创介入治疗的应用越来越广泛。

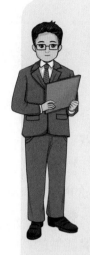

微创介入镇痛治疗技术包括：神经阻滞／毁损术，脉冲射频和标准射频治疗，椎间盘微创消融减压技术，脊柱内镜技术，椎体成形术，脊髓和周围神经电刺激，鞘内药物输注系统等。随着技术的成熟和完善，目前微创介入治疗已成为疼痛疾病诊治的核心技术。

微创介入技术具有创伤小、定位精准、安全性高、疗效显著的特点。首先，微创介入治疗是创伤最小的手术治疗技术之一，创口通常 1 厘米以下，有时甚至仅为穿刺针眼大小。其次，微创介入治疗定位精准，得益于 X 线、计算机体层摄影（computerized tomography，CT）、超声、磁共振成像（magnetic resonance imaging，MRI）等影像设备的精确引导，医生能够在不切开皮肤的情况下，准确定位到病变部位或治疗靶点，诠释了精准医学的内涵。

此外，微创介入治疗的安全性很高，由于创伤较小、定位精准，通常只需要局部麻醉而非全身麻醉，所以治疗本身的风险非常低，安全性很高，对于一些身体状况较差的老年患者或全身疾病患者，这可能是相对最安全的手术治疗方法。

最后，微创介入治疗的临床疗效显著，它在调控责任神经、消融病变组织、恢复器官功能、维持机体稳定性等方面发挥着多重作用。目前，该治疗方法已广泛应用于慢性肌肉骨骼疼痛、神经病理性疼痛、肿瘤相关疼痛、慢性内脏痛、慢性手术后和创伤后疼痛、颌面部疼痛等多种慢性疼痛疾病的治疗中，可以有效缓解疼痛症状，改善患者功能和生活质量。

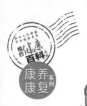

## 微创介入技术让更多的疼痛患者获得有效治疗

疼痛微创介入技术的出现，改变了慢性疼痛治疗的现状和诊疗理念。很多药物等保守治疗无效，原本需要较大创伤手术治疗，以及那些无法耐受药物不良反应或由于身体状况而无法接受大型手术创伤的患者，通过微创介入治疗获得了疼痛的缓解或治愈。随着技术的不断更新和完善，各种新型微创介入镇痛器械的研发，以及干细胞医学、人工智能、5G 通信等新兴技术的变革，微创介入治疗的应用会更加广泛，将为更多难治性、顽固性的慢性疼痛患者提供精准、有效的治疗。

（李水清）

疼痛科能解决所有的疼痛问题吗

# 8. 为什么**疼痛**不仅仅影响患者本人，还可能**影响家庭和亲友**

疼痛是一种患者自我感知的伤害性刺激，读者们可能有疑惑，疼痛既然是自我的一种感知，为什么还会影响到家庭和亲友呢？长期的慢性疼痛会对身心造成严重的伤害，并且会对人的社会功能产生综合影响，包括家庭、工作、教育、学习、人际交往等。

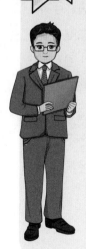

**专家说** 疼痛对生活有什么影响

疼痛是一个复杂的生理心理反应，慢性疼痛使人们在生活中的很多行为受到了极大的限制，如家务、穿衣、弯腰、行走、爬楼等，自理能力下降，从而影响到家庭、社会关系。许多人表示疼痛使他们无法好好睡觉，常常是痛到翻来覆去无法入睡，或是在睡眠中痛醒，长期以来，不良的睡眠也会影响到周边的家人。在工作中，疼痛常常导致人们的工作效率下降，引发职业危机感，这种情绪对生活的影响也不容忽视。

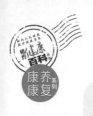

**疼痛对家庭有什么影响**

当人疼痛时,他们会减少与人谈话、降低运动的意愿和兴趣,从而造成社会交往活动的减少,特别是与亲友间的互动变得消极。他们会感到寂寞、被孤立、无法清楚地向家人表达疼痛的感觉,也会因为无法参与家庭活动从而感觉和家人有距离。这种焦虑情绪可能源于对疼痛加剧的担忧,而抑郁则可能来自于对生活质量严重下降的挫折感。这种心理健康问题不仅会加重疼痛的感知,还会影响到患者的社交活动、家庭关系和职业生涯。因此,慢性疼痛往往不仅仅是身体上的问题,更是一个综合性的挑战。

**如何应对疼痛对个人及家庭的影响**

对疼痛的科学管理和积极的自我调节是减少疼痛对个人及家庭影响的重要因素。首先,患者应积极就医,寻找引起疼痛的原因,制订全面的治疗计划,其中包括药物治疗、物理疗法、手术治疗及心理治疗等多方面。同时,需要培养积极的生活态度,可以采取一些自我调适的方法,如深呼吸、冥想、听音乐、温和的锻炼等,都有助于减轻疼痛和提升心理健康。疼痛的患者应积极与家人沟通,分享自我感受,获取理解和支持,从而减轻患者的心理负担,提高生活质量。健康的生活方式是缓解疼痛必不可少的条件,良好的饮食、适度的运动和足够的休息,对减轻疼痛会有积极的影响。

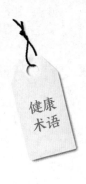

健康加油站

## 音乐疗法可以缓解疼痛、改善情绪

古往今来，音乐用于医学治疗有许多案例。据《吕氏春秋·古乐》所载："昔陶唐氏之始，阴多滞伏而湛积、水道壅塞不行其原，民气郁阏而滞著，筋骨瑟缩不达，故作舞以宣导之。"这可以说是我国最早的以音乐治病的记载。早在 20 世纪 60 年代，一些研究就已经发现，音乐和其他类型的声音能够帮助人们缓解急性疼痛和慢性疼痛，例如手术带来的疼痛、牙痛、分娩和癌症导致的疼痛等。近几年，国内外专家对于音乐疗法缓解疼痛的方式及理论研究更加深入，虽然目前对于音乐治疗如何缓解疼痛的具体原理尚在研究中，但大量数据证明，选择适合的音乐治疗，可以有效地缓解患者紧张情绪及压力，使疼痛得到缓解。

健康术语

**焦虑情绪**

是一种人本能的情绪，当人们处于心理压力状态，受到刺激时，表现出来的一种以恐惧和担忧为主的情绪。

**物理疗法**

是指应用自然界和人工的物理能量防治疾病的方法，常见的有电、光、水、磁、声、热等形式。

（李水清）

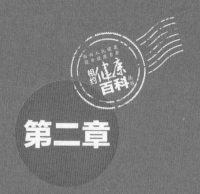

第二章

解密不同部位的疼痛

# 头面部
# 疼痛

# 1. 哪些原因会引起**头痛**

　　头痛是一种常见的疼痛，除了睡眠不足、精神压力、饮食不当等常见原因外，还有许多其他因素可能导致头痛。例如，感冒、颈椎病、高血压、脑部疾病等都可能引发头痛；缺乏运动可能导致血液循环不畅、身体机能下降等，从而间接导致头痛；同时，还有一些不那么常见的原因也可能导致头痛，例如，眼睛疲劳、情绪波动、药物不良反应、颈部或头部外伤史及内分泌失调等。

**头痛有哪些分类**

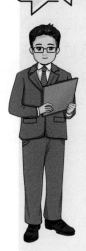

　　2018年，国际头痛协会（International Headache Society，IHS）发布了《国际头痛分类（第3版）》，该分类标准将头痛分为原发性头痛、继发性头痛、痛性颅神经病变和其他面痛，以及其他类型头痛。原发性头痛包括偏头痛、紧张性头痛、三叉自主神经性头痛和其他原发性头痛。偏头痛分为无先兆偏头痛、有先兆偏头痛、慢性偏头痛、偏头痛并发症、很可能的偏头痛和可能与偏头痛相关的周期性综合征。其中，无先兆偏头痛是最常见的偏头痛类型，紧张性头痛是临床最常见的慢性头痛类型。

头痛　疲劳　情绪波动

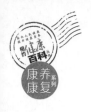

关键词

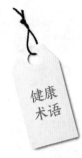

偏头痛 遗传

**头痛**

是临床常见的症状，通常将局限于头颅上半部，包括眉弓、耳轮上缘和枕外隆突连线以上部位的疼痛统称为头痛。

（李俊峰　华　震）

# 2. 头痛会**遗传**吗

原发性头痛大多是环境和遗传因素联合作用所致。研究发现，遗传因素在偏头痛发病中具有重要作用，60%~80% 的偏头痛患者具有遗传倾向，患者亲属出现偏头痛的风险是一般人的 3~6 倍。关于紧张性头痛，到目前为止暂未发现明确的遗传模式，但从头痛发作频率角度来看，"频发性紧张性头痛"与遗传的相关性更为紧密。

**专家说**

**如何记录并为医生提供全面的头痛病史**

您提供的全面的头痛病史记录，应该包括以下五个部分。

**1. 时间相关问题**　包括初始发病年龄、最近发病情况、发作频率（要区分发作性、慢性和持续性头痛）、每次发作的持续时间。

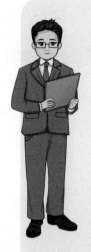

2. **头痛特征问题** 疼痛强度、疼痛性质、疼痛的部位、是否存在伴随症状（恶心、呕吐、畏光、畏声、结膜充血、鼻塞、流涕等）。

3. **可能的病因问题** 诱发因素（应激、睡眠障碍、过度疲劳、光刺激、噪声、抑郁、焦虑、饥饿、月经周期、体位或颈部运动、饮食），是否伴随先兆（视觉、感觉、言语、运动先兆），加重和缓解因素，有无家族史、既往史、精神病史和其他相关病史。

4. **头痛相关问题** 头痛期间相关的行为改变、活动（功能）受限程度、用药情况（药物类型、剂量、给药方式）。

5. **两次发作间期的健康状态** 是完全好转，还是有残留症状或症状一直持续无好转。

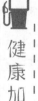
健康加油站

### 偏头痛对社会经济的影响

偏头痛已成为全球公共卫生的主要问题之一。全球偏头痛患者人数超过 10 亿，其中女性患者数量远多于男性。《柳叶刀》杂志发布的 2019 年全球疾病负担研究报告显示，偏头痛导致的致残损失寿命年在人类全部疾病中排名第二，且在 15~49 岁女性人群伤残调整生命年中排名居首位，给患者家庭及社会带来了极大的负面影响。

（李俊峰　华　震）

健康
云课堂

*换季头痛怎么办*

关键词

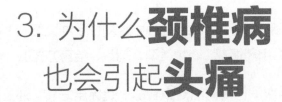

头痛　颈椎病

# 3. 为什么**颈椎病**
# 也会引起**头痛**

　　首先，我们要明白颈椎与头部之间的紧密联系。颈椎是连接头部与身体的重要结构，它支撑着我们的头部，并允许头部进行多种运动。一旦颈椎出现问题，这种平衡就会被打破，进而影响到头部的正常功能。当颈椎病神经根受压时，神经根受到刺激，会引发其所支配的颈部、枕部等部位的疼痛。这种疼痛往往呈放射性、阵发性，给患者带来极大的困扰。此外，颈椎病变还可能刺激或压迫交感神经丛。交感神经是人体内重要的神经之一，它负责调节人体的应激反应。当交感神经受到刺激时，会导致一系列的生理反应，包括头痛、头晕、恶心等症状。

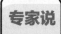

**专家说** 如何预防颈椎不适引起的头痛

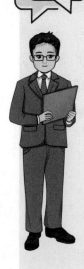

　　预防的关键在于自我管理和调节。在电子产品盛行和无纸化办公流行的时代，我们每个人都面临长期使用电脑、手机、平板电脑的困扰。长期低头使用电子产品会增加颈椎的负荷，导致颈椎不适。当长时间维持一个姿势时，我们的颈部必然会觉得僵硬。为了缓解这种情况，我们可以每隔一段时间活动一下，但切忌动作幅度过大，因神经肌肉在缺血缺氧的僵直状态，猛然甩头容易出现意外。我们还可以用手轻轻按摩颈部后面和两边到肩膀的肌肉，让肌肉放松后，我们可以先轻轻仰头，然后分别向左侧和右侧低头几次，再缓慢地向左转、向右转，这样重复 5~10 次。

（李俊峰　华　震）

# 4. 什么样的头痛
# 会**一跳一跳地疼**

　　跳痛，这看似简单的词语，可能代表着多种复杂的头痛情况。当头痛如脉搏般跳动时，它可能是偏头痛的信号，特别是搏动性疼痛，它仿佛在提醒我们，头部的血管正在经历异常收缩与舒张的舞蹈。偏头痛的伴随症状如恶心、呕吐、畏光、畏声等，都像是这场舞蹈的舞伴，共同演绎着这场头痛的交响曲。血管原因引起的头痛，主要表现为一侧或两侧的搏动性疼痛，仿佛是血管在向我们发出警告。这种疼痛可能是颅内血管收缩和舒张异常引起的，如同水管中的水流在经历潮起潮落。神经原因引起的头痛，主要表现为刺痛或电击样疼痛，仿佛是神经在向我们传递信号。这种疼痛可能是神经受到刺激或压迫引起的，如同电线的短路一般。

**哪些症状可以提示有先兆偏头痛**

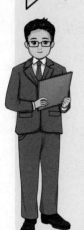

先兆可发生在头痛前，也可在头痛期开始后出现，或持续至头痛期。最常见的先兆症状如下。

**视觉先兆**  是最常见的先兆，表现为闪光、暗点（如视野中心的齿轮样图像逐渐向左或向右扩散，边缘散光成角凸出，随后遗留完全或不同程度的暗点）、视物模糊、亮点亮线或视物变形。

**感觉先兆**  表现为某一点发麻，然后逐渐扩散，累及偏身、面部和/或舌头，受累区域可逐渐扩大或逐渐缩小。

**言语障碍**  主要表现是失语。

（李俊峰  华  震）

# 5. 什么样的头痛会
# 恶心想吐

偏头痛，作为一种常见的头痛类型，通常表现为一侧头部的剧烈疼痛，并伴随恶心、呕吐、畏光、畏声等症状。此外，颅内病变也可能导致头痛、恶心和呕吐，如脑出血、脑肿瘤、脑炎等疾病。这些疾病通常还会伴有其他症状，如肢体乏力、吐词不清等。除了以上提到的头痛类型，还有一些其他情况也可能导致头痛、恶心和呕吐，如药物副作用、饮食不当、精神压力等。

**专家说**

**如何发现自己有无先兆偏头痛**

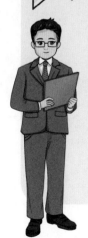

无先兆偏头痛通常表现为反复出现的头痛，每次持续时间为 4 至 72 小时。这种头痛的典型特征包括单侧、搏动性、中重度头痛，且日常体力活动可能会加重症状。同时，患者还可能伴有恶心、呕吐、畏光、畏声等症状。当出现上述头痛特征，并且至少发作 5 次以上时，可以较为确定地诊断为无先兆偏头痛。

（李俊峰　华震）

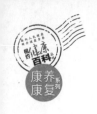

# 6. 为什么有时**躺下休息**可以**缓解头痛**

首先,当人们保持站立姿势时,脑部的血液流动可能受到一定的限制。躺下休息后,由于体位的改变,血液能够更加顺畅地流向脑部,为脑组织提供了更多的氧气和营养物质,从而有助于缓解头痛。其次,躺下休息有助于增加颅内压。在某些情况下,脑脊液的分泌不足或脑脊液流失过多可能导致颅内压偏低,而体位的改变有助于缓解颅内压偏低的情况,进而减轻头痛。此外,睡眠不足和神经衰弱也是引发头痛的重要因素。长时间熬夜、睡眠障碍或长期压力大、精神紧张都可能导致脑和躯体功能衰弱,从而引发头痛等症状。躺下休息时,身体得到放松,肌肉紧张得到缓解,情绪得到放松,交感神经的兴奋得到缓解,有助于减轻头痛。

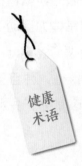

健康术语

**紧张性头痛**

紧张性头痛的典型特征为双侧轻度至中度压迫性或紧箍样头痛,日常体力活动不加重头痛,不伴随恶心和/或呕吐,畏光或畏声症状不应超过一种。

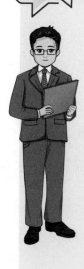

专家说

**紧张性头痛的治疗可能包括哪些方面**

如果您患有紧张性头痛，治疗通常应采用综合管理模式，包括患者教育、非药物治疗和药物治疗。患者教育方面包括：医生会详细解释紧张性头痛的特点和发病机制；并建议您记录头痛日记，这有利于识别诱发和加重因素，帮助诊断以及评估疗效。提倡健康的生活方式，如规律作息、健康饮食、日常锻炼及进行头颈部姿势矫正。医生一般会建议您先采用非药物措施，指导您进行放松肌肉的锻炼、认知行为疗法及物理治疗。如果采用药物治疗，医生会告知您正确的急性期用药及发生药物过度使用性头痛的风险；如果您是可预防性治疗的患者，医生会向您解释治疗的目的、疗程及注意事项。

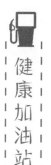

健康加油站

## 紧张性头痛发作频率分类

主要分为三类：①偶发性紧张性头痛是指每月发作时间小于 1 日，每年发作小于 12 日；②频发性紧张性头痛是指每月发作时间在 1 至 14 日不等且超过 3 个月，或每年发作超过 12 日、但少于 180 日；③慢性紧张性头痛是指每月发作时间至少 15 日且持续超过 3 个月，或每年发作超过 180 日。

（李俊峰　华　震）

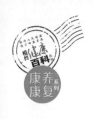

# 7. 什么因素会**加重头痛**

加重头痛的因素有很多，包括但不限于以下几个方面。

精神压力　长期处于高压状态，可能会引发头痛。

睡眠不足　睡眠不足会影响大脑的正常功能，导致头痛。

饮食不当　过度饮酒、摄入过多的咖啡因等刺激性物质，都可能导致头痛。

身体疾病　如高血压、脑血管疾病、脑膜炎等，也可能引起头痛。

环境因素　强光、噪声、气味等环境因素也可能导致或加重头痛。

缺乏运动　长期缺乏运动，血液循环不畅，可能引发头痛。

药物不良反应　某些药物的不良反应可能引起头痛。

眼部问题　视力疲劳、青光眼等眼部问题也可能引起头痛。

（李俊峰　华　震）

# 8. 什么样的头痛需要进行
# 预防性治疗

　　不同类型头痛的预防性治疗的方针是一致的。治疗前医生会与患者充分沟通，并根据循证医学证据、医生专业经验、共患疾病、特殊人群、药物耐药性、用药偏好、禁忌证与过敏史、治疗费用等个体化地选择治疗方案。预防性治疗虽然方针有共通之处，但针对不同类型头痛的治疗指征不尽相同，具体如下。

**1. 偏头痛启动预防性治疗的指征**

　　（1）通过避免诱因并且使用急性治疗药物后，偏头痛发作仍明显影响到患者的生活质量。

　　（2）急性治疗失败或不耐受，存在药物过度使用风险或禁忌证。

　　（3）不伴失能的偏头痛发作每月 ≥ 4 次，伴轻微失能的偏头痛发作每月 ≥ 3 次，伴严重失能的偏头痛发作每月 ≥ 2 次。

　　（4）特殊类型的偏头痛，如偏瘫型偏头痛、脑干先兆偏头痛、先兆持续时间 >60 分钟的偏头痛、偏头痛脑梗死、偏头痛持续状态（持续时间超过 72 小时）。

　　（5）患者希望减少发作次数。

**2. 紧张性头痛启动预防性治疗的指征**

　　（1）发作次数频繁时（>2 天 / 周）。

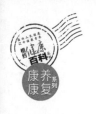

（2）非药物治疗及急性期治疗的改善程度不明显。

（3）存在药物过度使用风险。

（4）特定疾病，如焦虑抑郁、睡眠障碍。

**专家说**

**不同类型的头痛的强推荐预防性药物**

发作性偏头痛　β受体阻滞剂（普萘洛尔、美托洛尔）、抗癫痫药（丙戊酸盐、托吡酯）、钙通道阻滞剂（氟桂利嗪）、抗抑郁药（阿米替林、文拉法辛）。

紧张性头痛　阿米替林、米氮平、文拉法辛、马普替林、米安色林、氯米帕明。

（李俊峰　华　震）

# 9. 哪些头痛在发作前
# 会有**预兆**

日常生活中或临床上，有一种偏头痛，它在出现前可有先兆症状，如视野缺损、闪烁暗点、躯体感觉减退、乏力、眼肌麻痹、面瘫、眩晕、出汗、恶心、呕吐、心率增快等。这种头痛很可能就是有先兆偏头痛。

偏头痛是一种常见和慢性的神经血管疾患，患病率 5%~10%，多起病于儿童期和青春期，中青年期达发病高峰，女性多见。偏头痛的危害不仅体现在发作时的严重头痛、恶心、呕吐、不能活动、注意力下降等症状，导致学习和工作能力下降，生活质量降低，还容易伴随有脑部结构改变，增加慢性头痛、药物滥用及脑卒中的风险，并容易合并抑郁焦虑障碍及其他疾病。世界卫生组织将严重偏头痛定为最致残的慢性疾病之一。

**专家说**

**偏头痛会出现哪些症状和体征**

　　1. 头痛大多为一侧，也有两侧同时出现，疼痛常局限于额部，颞部及枕部，有时可放射至肩颈部。

　　2. 疼痛多为中重度。

　　3. 疼痛开始时或严重头痛者多呈搏动性剧烈疼痛，随后可转为持续性钝痛。

　　4. 头痛为发作性，间歇期通常无症状，发作一般持续 4~72 小时。

　　5. 可伴有恶心，呕吐的症状。

　　6. 光、声刺激或身体活动可能加重头痛，而在安静环境中休息则可缓解疼痛。

　　7. 偏头痛在发作前可能有先兆症状，如视觉异常、躯体感觉异常、运动障碍、自主神经系统功能紊乱等。

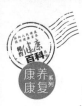

## 偏头痛怎么治疗

**偏头痛防治的基本原则** 保持健康的生活方式，维持稳定的心理状态，避免各种诱因及可能诱发偏头痛的饮料和食物。可以充分利用非药物干预手段，包括按摩、理疗、针灸等。在发作期和急性期，避免过度疲劳和精神紧张，保持环境安静，充分休息。避免声、光刺激。

**药物治疗** 急性发作期的非特异性治疗药物包括非甾体抗炎药、巴比妥类镇静药、阿片类药物；特异性治疗药物包括麦角碱药物、曲坦类药物。

**其他治疗** 包括预防性治疗、神经阻滞治疗、针刺镇痛等方法。偏头痛的预后良好，一般会随着年龄的增长，疼痛症状逐步缓解，部分患者在60~70岁后，偏头痛可消失。

（江 磊 罗 芳）

# 10. 为什么会发生三叉神经痛

三叉神经痛是一种独特的慢性疼痛性疾病，又称痛性抽搐，是指在三叉神经（一支或几支）分布区域内出现短暂的、阵发的、反复发作的电击样剧烈疼痛，或伴有同侧面肌痉挛，是神经痛的典型代表。三叉神经痛分为原发性三叉神经痛和继发性三叉神经痛。

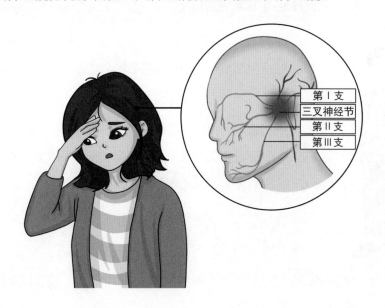

原发性三叉神经痛的病因不明，可能因神经变性，神经脱髓鞘产生异位冲动或伪突触传递所致。部分患者可能存在三叉神经被颅后窝弯曲或异常的血管压迫的情况。也有人认为原发性三叉神经痛可能由癫痫引起或者推测额窦炎、筛窦炎、上颌窦炎、骨膜炎、中耳炎、牙齿脱落及慢性炎症浸润造成。

继发性三叉神经痛有明确的病因，除疼痛外，还有神经系统症状。它可继发于桥小脑角，三叉神经或半月节部位的肿瘤、血管畸形、动脉瘤、蛛网膜炎等病变。

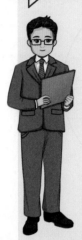

## 三叉神经痛有哪些特征

**疼痛的发作** 可因说话、进食、洗脸、刷牙、震动等刺激，情绪变化等因素诱发，无先兆，突然起病，迅速停止。可有数周到数年的缓解期。

**疼痛的部位** 限于三叉神经的一支或者几支分布区的额或面部。多为单侧性，右侧为多，多以Ⅱ，Ⅲ支同时发病者最多，占32%~42%。

**疼痛的性质** 常被描述为刀剜样、电灼样、火烧样、撕裂样疼痛。

**疼痛的程度** 极为剧烈，发作时表情异常痛苦，有的呼喊、撞头、打滚，或不敢动弹。

**疼痛的时间** 数秒到2分钟。

**伴随的症状** 可有面红、皮温高、流泪、流涎、结膜充血等症状。

**扳机点** 常位于疼痛受累支所支配的范围，如唇、鼻旁、齿根、舌等。

## 三叉神经痛的诱发因素

三叉神经痛是一种严重的疼痛性疾病，主要好发于成年及老年人。发病年龄在28~89岁，其中40岁以上占70%~80%，其中高峰年龄在48~59岁，女性发病率高于男性。其诱发因素包括牙科或外科手术损伤三叉神经。此外，精神压力因素如离婚、亲人离世等，免疫因素如免疫功能异常也可诱发该病。

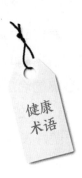

健康
术语

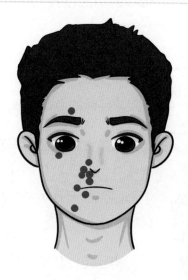

**扳机点**

约有 1/3 以上的患者，面部三叉神经分布区某一区域特别敏感，稍加触碰就可以引起疼痛发作，此区域称为"触发点"或者"扳机点"。

（江 磊 罗 芳）

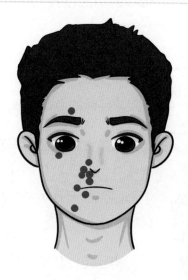

关
键
词

三叉神经痛　治疗　球囊压迫术

# 11. **三叉神经痛** 有什么 **治疗方法** 吗

三叉神经痛是指在三叉神经（一支或几支）分布区域内出现短暂的、阵发的、反复发作的电击样剧烈疼痛，或伴有同侧面肌痉挛，分为原发性和继发性两种。

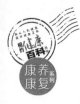

三叉神经痛的治疗：对于继发性三叉神经痛，首先应当积极治疗原发病，但当原发病无法确诊或经治疗仍不能缓解疼痛时，疼痛的控制与原发性三叉神经痛相同。原发性三叉神经痛的治疗有多种方法，每种方法均能减轻一定程度的疼痛，但常有一定的复发率，医生应根据患者的情况进行选择，同时告知患者做好长期治疗的准备。

**专家说**

### 三叉神经痛的治疗方法有哪些

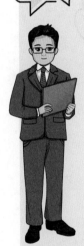

**药物治疗** 适合首发病例及病史短，症状轻的病例或其他方法治疗后还留有轻度疼痛者，常用药物如卡马西平、苯妥英钠、加巴喷丁、奥卡西平、普瑞巴林等。

**神经阻滞疗法** 根据三叉神经痛的发生部位及范围可选择不同的神经阻滞。

**伽马刀治疗** 无创伤，术后不良反应小。

**射频热凝疗法** 术后痛觉消失，触觉保持良好，创伤小。

**三叉神经微血管减压术** 顽固性三叉神经痛药物治疗无效，且影像学显示三叉神经与血管侵及相关时，可采用。

**中医治疗** 如针灸、中药治疗。

**外科手术治疗** 末梢神经切断术、半月神经节切除术、三叉神经传导束切断术等，手术创伤大，并发症多，现很少应用。

经皮三叉神经半月节球囊压迫术　该方法操作安全、快速有效、技术易行，目前为原发性三叉神经痛的高龄患者的最好选择。

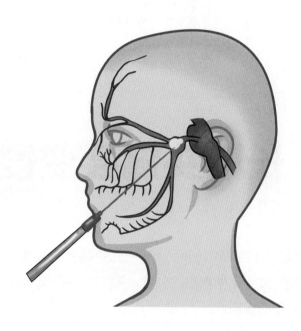

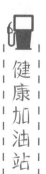

## 三叉神经痛的治疗原则

治疗三叉神经痛的目的是缓解疼痛，并尽量减少不良反应。在实施治疗的过程中需要权衡利弊，既要顾及疗效，又要考虑并发症、安全性及患者经济承受力等诸多因素。临床治疗程序按照阶梯治疗原则：口服药物 - 暂时性神经阻滞 - 永久性神经阻滞、射频热凝毁损术等 - 伽马刀 - 手术治疗。

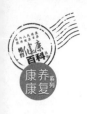

康养 系
康复 列

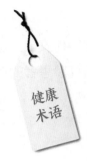

健康
术语

**经皮三叉神经半月节球囊压迫术**

将球囊导管放入迈克尔腔内，并向球囊内注入造影剂以充满迈克尔腔，通过机械压迫半月节达到缓解疼痛的目的。

（江 磊 罗 芳）

关键词

头痛　紧张性头痛　变傻

# 12. **长期头痛会变傻**吗

　　头痛是最常见的症状之一，人的一生中几乎都有过头痛的经历，各年龄段头痛的发生比例都超过半数。头痛可能是一过性的，也可能是某种疾病的早期表现。

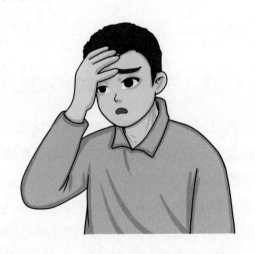

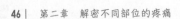

**专家说**

有调查显示，我国居民在头痛时 54% 的人不治疗，不重视，意识不到头痛的危害。如果持续时间长久的话，痛感还会升级，产生头晕、恶心、呕吐、记忆力下降、烦躁易怒、焦虑不安、心慌、气短、恐惧、耳鸣、失眠多梦、腰酸背痛、颈部僵硬等综合性症状。长期头痛还会使免疫功能下降，产生新陈代谢障碍，甚至导致高血压、冠心病、糖尿病和胃溃疡等疾病。

（江 磊 罗 芳）

二

颈、肩、
上肢疼痛

# 13. 为什么**颈椎病**
# 会导致**手麻**

颈椎病是指颈椎骨关节、韧带或颈椎间盘发生的退行性改变，这些改变可能压迫或刺激了邻近的神经根、脊髓、血管及软组织，从而导致颈、肩、上肢出现一系列临床症状，这种情况被称为颈椎病。仅有颈椎的退行性改变而无临床表现者称为颈椎退行性病变。

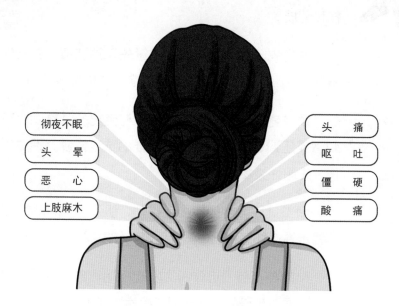

彻夜不眠
头　晕
恶　心
上肢麻木

头　痛
呕　吐
僵　硬
酸　痛

神经根型颈椎病在临床实践中较多见，手指麻木是这个疾病的临床表现之一。当颈神经根受压明显的时候就能出现该神经分布区的疼痛和/或伴有麻木感。这种疼痛和麻木有时和颈部体位有关。有麻木感的区域，患者还可能出现感觉减退，表现为反射异常。

**专家说**

## 颈椎病的病因有哪些

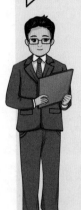

颈椎病的发生与多种因素有关，主要包括以下几个方面。

**颈椎间盘退行性改变** 颈椎间盘髓核脱水、退变之后，纤维环膨出、破裂，颈椎间隙变窄，椎间韧带损伤、松弛，从而引发椎体不稳。

**头颈部外伤及劳损** 由于颈椎体积小、强度相对较差，但活动度大且活动频繁，因此容易发生意外损伤和劳损。

**颈椎先天性畸形** 如颈椎管先天性狭窄、先天性椎体融合、棘突畸形、颅底凹陷症、寰椎枕骨化等。

**颈椎骨赘形成** 增生的骨赘与突出的颈椎间盘可刺激或压迫邻近的脊神经根、椎动脉或脊髓，造成损伤、无菌性炎症。

**颈部炎症** 炎症使韧带松弛，肌张力减低破坏了其稳定性，加速和促进退变的发生和发展。

**咽喉部炎症** 近年研究发现，咽喉部急慢性感染时，可诱发颈椎病症状出现或使病情加重。

**局部受寒** 局部受寒致肌肉收缩不协调，易诱发致病。

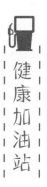

### 颈椎病的预防要注意什么

随着年龄的增长，颈椎间盘发生退行性改变几乎是不可避免的，我们要改变不良的工作和生活习惯，减少在床上看书看手机，睡觉时避免高枕，减少长期低头，避免风寒和受凉，加强正确的颈部锻炼等，有助于防止颈椎病的发生或延缓其发展。

（江 磊 罗 芳）

# 14. 患颈椎病会有**生命危险**吗

颈椎病是一种常见病和多发病，世界卫生组织将其列为"全球十大顽症"之一。近年来，随着电子产品的普及和人们生活习惯的改变，颈椎病年轻化趋势愈发显著。

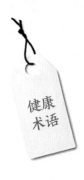

健康术语

#### 脊髓型颈椎病

是以椎间盘退变为病理基础，通过一系列病理变化，导致相邻椎节椎体后缘骨赘的形成。这些骨赘会对脊髓及其附属结构、血管产生压迫，进而引发不同程度的脊髓功能障碍。由于其主要损害脊髓，病程通常呈现慢性进展的特点，遇诱因后加重，因此在颈椎病的各型中最应受到重视。

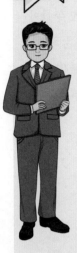

**颈椎病究竟会对人们身体健康造成哪些危害**

消化系统　颈椎病可引发肠胃不适，严重者可引起肠胃疾病。交感型颈椎病和脊髓型颈椎病，这两种颈椎病会引发胃部反酸、恶心，并且伴随着呕吐感、饱胀感、食欲降低等现象。

视觉障碍　颈椎病可引起视力障碍，表现为视力下降、怕光、流泪等。

心血管系统　颈椎病可引起高血压，虽然高血压并不一定是颈椎病引起的，但是颈椎病却可引起高血压。颈椎病可引起心前区疼痛。颈椎病也会引起脑卒中。

神经系统　脊髓型颈椎病容易引发瘫痪，致病原因复杂，若在漫长的治疗期内得不到系统治疗，容易出现脊髓液化变性，严重时发生高位截瘫，危及生命。

其他影响　颈椎病对人体危害还包括失眠以及反复头晕。反复发作头晕多是由于椎动脉受到压迫所致。

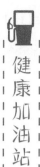

**颈椎病怎么治疗**

针对颈椎病，预防胜于治疗。然而，一旦发病，及时的治疗同样关键。治疗的原则是：消除炎性介质，减轻或消除退变的椎体和间盘对颈椎周围重要组织（如脊髓、神经根、交感神经、血管等）的刺激和压迫，从而达到解除和缓解症状的目的。疼痛专科治疗以非手术疗法为主，但经系统的非手术治疗无效，反复发作者和严重的脊髓型颈椎病患者应选择手术治疗。

（江　磊　罗　芳）

# 15. 颈椎间盘突出症导致的疼痛可以**治愈**吗

颈椎间盘突出症是由于颈椎韧带松弛、椎体失稳、颈部软组织劳损等因素，导致颈椎间盘发生变性、压缩、纤维环断裂或髓核突出。这些病理变化会刺激或压迫颈椎动脉、颈交感神经、脊神经、脊髓等，从而引起头痛、眩晕、心悸、胸闷、颈部酸胀、活动受限、肩背部疼痛、上肢麻木胀痛、步态失稳、四肢无力等症状和体征。

颈椎间盘突出导致的疼痛，主要是由于突出的椎间盘压迫脊神经而产生的根性症状，表现为颈部疼痛、僵硬和活动受限。受影响的一

侧上肢有疼痛或麻木感，轻者为持续性胀痛，重者为沿脊神经走行的烧灼、刀割、针刺样疼痛，并伴有神经分布区皮肤过敏、麻木或感觉减退等症状。

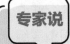

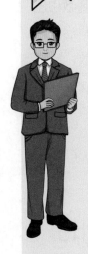

**颈椎间盘突出症的分型有哪些**

根据病程分类　①急性颈椎间盘突出症：通常伴随轻重不等的颈部外伤史，通过影像学检查可以证实有椎间盘破裂或突出而无颈椎骨折或者脱位，并有相应的临床表现；②慢性颈椎间盘突出症：通常无明显诱因，缓慢发病，或因颈部姿势长期处于非生理位置，如长期持续低头工作者，不良睡姿者等，导致颈椎间盘逐渐突出。

根据椎间盘突出部位分类　①侧方突出型：突出部位在后纵韧带的外侧，钩椎关节的内侧；②中央突出型：突出部位在椎管中央，脊髓的正前方；③旁中央突出型（或称为混合型）：突出部位偏于一侧而在脊神经与脊髓之间。

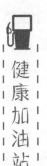

健康加油站

## 颈椎间盘突出症的治疗方法

颈椎间盘突出症多发生于年长者，男性多于女性，其治疗方法如下。

去除诱因　改变生活和工作中不良姿势和习惯，避免劳累和损伤，注意保暖等。

急性期可以选择药物治疗　如非甾体抗炎药、解痉药等，也可以中药治疗。

物理治疗　牵引（脊髓型患者不适用）、理疗、推拿按摩、体育运动等。

注射疗法　局部注射、神经阻滞疗法、硬膜外腔激素注射等。

微创介入治疗　经皮穿刺颈椎间盘切除术、经皮激光椎间盘减压术、胶原酶溶盘术、臭氧颈椎间盘溶解术、射频、等离子技术等。

手术治疗　前入路和后入路椎间孔镜下椎间盘突出髓核摘除术等。

（江　磊　罗　芳）

# 16. 为什么颈椎病会引起
# 头晕、恶心、眼睛疼等
## 颈椎之外的症状

颈椎病是一个广泛的综合征，包括颈部疼痛、脊髓损伤性症状（步态不稳、行走无力等）和根性症状（上肢放射痛等）等，其临床症状复杂多样。人们对颈椎病的理解存在误区，认为颈椎病的表现仅

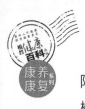

限于颈椎部位，但实际上颈椎病对人体造成的危害表现不仅限于颈椎，也可能引起全身性的疾病，严重地影响患者的身体健康和生活质量。

椎动脉型颈椎病是颈椎病中常见的一种类型，其临床表现为椎基底动脉供血不足症状。椎动脉受压后可产生循环障碍，一侧椎动脉受压尚不致出现脑动脉缺血症状；但若一侧已有病变，另一侧受压迫后则可能出现明显的脑动脉缺血症状。

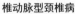

椎动脉型颈椎病

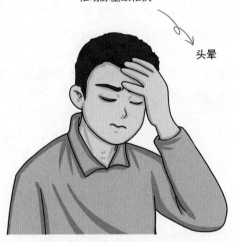

头晕

**椎动脉型颈椎病有哪些临床症状**

一般症状　颈痛、枕后痛、颈部活动受限等。

椎基底动脉供血不足症状　①偏头痛，以颞枕部跳痛和刺痛为常见，约占70%；②眩晕，颈部旋转引发眩晕，约占70%；③耳鸣，听力减退及耳聋，约占80%；④视力障碍，眼睛酸胀干涩、视物模糊、复视等；⑤神经衰弱，包括失眠、健忘、注意力不集中等，约占40%；⑥发声障碍，口唇麻木等；⑦猝倒，约占20%。

**神经症状** 由于椎动脉上有交感神经节后纤维围绕，当椎动脉受累时，可能会引起自主神经失调，进而出现胃肠、呼吸、心血管等系统的功能紊乱症状。

**椎动脉型颈椎病怎么诊断**

1. 有椎基底动脉缺血症状和/或猝倒史。

2. 旋颈试验阳性。

3. 影像学显示椎动脉受压，血流异常。

4. 除外眼源性、耳源性眩晕及颅内肿瘤等。

健康加油站

## 得了椎动脉型颈椎病怎么治

目前，颈椎病的治疗方法包括保守治疗和手术治疗两大类。保守治疗主要包括药物治疗、手法复位、颈椎牵引、物理疗法等，也有中医治疗包括针刺、艾灸、针刀推拿、拔罐等。经保守治疗无效者可考虑微创介入治疗和手术治疗。治疗时，医生会根据患者具体情况选择不同治疗方案，以对症治疗，促进患者康复。

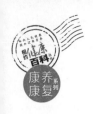

肩关节痛　肩关节活动受限

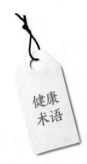

健康术语

**旋颈试验**

患者头略后仰，左右旋颈。若在此过程中出现头晕、眼花等脑供血不足的表现，则旋颈试验呈阳性。需要注意的是，对于已经诊断明确的患者，应避免进行此试验，以免猝倒。

（江　磊　罗　芳）

# 17. 怎么**判断**
## 自己有没有**肩周炎**

　　通常说的"肩周炎"，是由于肩关节周围软组织病变而引起的肩关节疼痛和活动功能障碍，医学上的专业名称叫"粘连性肩关节囊炎"，多发年龄为 40 岁以上，女性较多，左肩多于右肩，又称为"冻结肩"和"五十肩"。它的特征表现是肩部疼痛及肩关节活动障碍逐渐加重，如上举梳头、背手整理衣物困难且引发剧烈疼痛；但肩关节在适当的范围内活动时则疼痛较轻或无疼痛。疼痛部位初始可位于肩膀的位置，后续可能向颈部、背部、上臂蔓延，夜间翻身受压时疼痛常可加重，存在影响睡眠或痛醒的情况。肩周炎的疼痛剧烈、肩关节活动显著降低，可严重影响日常生活质量，甚至影响日常工作。

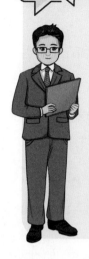

**怀疑自己是肩周炎，能否按摩、推拿或抻单杠**

表现为肩关节疼痛伴活动受限的疾病有很多，在肩周炎之外，还有可能是肱二头肌长头腱炎、肩峰下滑囊炎、肩部撞击症、肩袖损伤等。如果自行无法辨认，建议到医院就诊，由专科医生协助评估判断，不宜贸然进行锻炼。比如，肩袖肌腱损伤，是不可以锻炼的，恰恰相反，是需要"吊臂带"保护，进行制动，否则在外力干预下，可能会加重肩袖肌腱损伤病情，甚至发生肌腱的完全断裂。

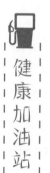

健康加油站

## 肩膀经常疼痛也可能是心脏的问题

心脏病患者由于冠状动脉供血不足而导致心绞痛，常会伴随着胸骨后压榨性疼痛，也可能会因为疼痛感通过神经放射至左肩膀部位，进而出现肩膀疼的症状，有时甚至还会放射到左上肢。如果总是出现胸痛伴随左肩痛的话，不要只认为是肩膀的问题，要及时就诊，考虑是否为心脏的问题。

（姚 鹏）

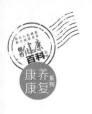

# 18. 为什么会得**肩周炎**

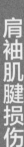

**关键词**

粘连性肩关节囊炎 肩袖肌腱损伤

肩关节是人体最复杂的关节，肩周炎的病因复杂，目前并不明确，但通常认为与如下因素有关。

1. 肩关节以外的器质性疾病，如冠心病、胆囊炎等疾病的反射性肩关节疼痛，使患者减少肩关节活动，长期如此可能引发关节粘连。

2. 由于上肢骨折、颈椎病、脑血栓、偏瘫等原因，患者的上肢及肩关节维持固定姿势时间过久，导致关节囊下皱褶相互粘连而消失。

3. 由肩关节周围的软组织的疾病引发，如肩袖肌腱损伤、肱二头肌长头腱炎、肩峰下滑囊炎等，如果迁延不愈，也可能引发肩关节囊及周围韧带挛缩等。

 **肩周炎和肩袖肌腱损伤在症状表现上有什么区别**

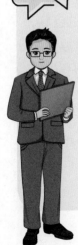

肩周炎是以关节囊粘连、挛缩为主，活动受限具体表现为自己举手、背手时，肩关节活动度下降，有他人辅助时，活动度无改善，医学上称为主动活动度及被动活动度同时下降。而肩袖肌腱损伤时的肩关节活动受限，主要表现是主动活动时因剧烈疼痛而活动范围减少，但在有外力辅助的时候，肩关节是可以达到正常的上举、背手、外展活动范围的。

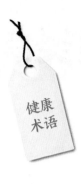

健康
术语

**肩袖肌腱损伤**

肩袖是覆盖于肩关节前、上、后方的肩胛下肌腱、冈上肌腱、冈下肌腱、小圆肌腱的总称。上述肌腱与肩关节囊紧密相连并附着在肱骨上端，形成袖筒状组织，对肩关节稳定性维持及肩关节活动起到重要作用。暴力创伤或慢性劳损可引发肩袖肌腱损伤，甚至出现部分断裂或完全断裂，引发肩关节疼痛及活动度下降。

健康加油站

# 肩关节的 X 线片、CT、磁共振等检查有什么区别

X 线片可显示肩关节相关的骨性结构，可以判断肩关节是否存在骨折、钙化、骨赘等。CT 或三维 CT，比 X 线片拥有更好的细微结构分辨率，尤其是三维 CT，在明确是否存在肌腱附着点处的撕脱骨折上，拥有无可比拟的巨大优势。肩关节磁共振可以清晰显示肩关节周围软组织结构，包括关节囊、肌肉、肌腱、韧带等软组织，是关节性疾病诊断过程中，最为重要的辅助检查措施。

（姚　鹏）

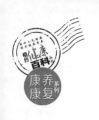

# 19. **诊断为肩周炎**后
## 该怎么办

**自限性疾病　肩关节主动功能锻炼**

　　肩周炎是一种慢性的自限性疾病，多数患者可逐渐好转而痊愈。在病变早期，建议患者上肢悬吊制动，每日轻度活动肩关节，注意动作缓慢轻柔，幅度不宜过大；树立信心，循序渐进，可同时配合使用非甾体抗炎药，有利于缓解局部炎性级联反应及辅助镇痛。局部压痛点可由专科医生进行局部注射治疗。后续可在疼痛能忍受的范围内，有计划地进行肩关节主动功能锻炼，随着活动范围的逐步增加，疼痛亦会逐渐减轻。若病程较长，或经上述方法仍无法改善肩关节功能，可行全麻下手法松解，或肩关节镜下手术松解治疗。

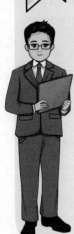

**专家说** 肩关节主动功能练习方法

　　各锻炼方法相互配合，旨在改善肩关节各方向上的活动度。核心要素为每日练习，每日少许进步，不宜操之过急，不宜随意中断。

　　**手指爬墙**　双足分开与肩同宽，面向墙壁或侧向墙壁站立，用患手指沿墙徐徐上爬，使上肢抬举到最大限度，在墙壁标记高度信息，然后沿墙回位，反复进行，争取高度标记缓慢提高。每次 10~15 分钟，每日 2~3 次。

手拉滑车　屋顶固定滑轮，长绳穿过滑轮下垂，患者坐位或站立于滑轮下方，双手上举拉住绳子两端，以健肢带动患肢，慢慢拉动绳子一高一低，两手轮换进行，逐渐加力，反复运动5~10分钟，每日2~3次。

弯腰划圈　两足分开与肩同宽，向前弯腰，健侧手掌撑在桌面上，患侧上肢伸直下垂做顺、逆时针划圈，幅度由小到大，速度由慢到快，直至手指发胀或麻木为止，每次5~10分钟，每日2~3次。也可前后、内外摆动。

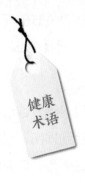

健康术语

### 自限性疾病

自限性疾病是指疾病在发生、发展到一定程度后，可以自动停止并逐渐恢复痊愈的过程。在此过程中，通常不需特殊治疗或医学手段干预，只需进行对症治疗。通过患者自身机体免疫力以及机体恢复机制，可以逐渐痊愈。然而，自限性疾病并不意味着可以忽视，因为有些自限性疾病在某些情况下可能会转为重症或留下严重的后遗症。

（姚　鹏）

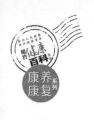

# 20. 为什么有时候**早上**起来 会**手麻**

关键词

手麻　神经受损

早上起床感觉手麻，可能是夜间睡眠姿势不佳造成的。但是，很多种疾病也会引起早上起来手麻。这些疾病主要分为三类：脑血管病、骨性疾病以及神经根压迫或损伤。

**脑血管病**　可能是短暂性脑缺血的表现。部分患者除手部麻木外，可能还伴随头晕、耳鸣、听力下降等。

**骨骼原因**　骨关节炎和风湿性疾病都可能会导致关节破坏，常伴随早上手麻。在疾病晚期阶段，患者的关节可能会经历持续的疼痛，并出现畸形。

**神经相关疾病**　颈椎病患者压迫相关颈神经根，腕管综合征患者压迫正中神经，周围神经病患者因周围神经系统受到损伤，或者末梢神经炎患者因分泌障碍或者变态反应引起末梢神经损害，这些原因也会引起早上手麻。

**专家说**

人体感觉麻木的病理生理过程是怎样的

感觉麻木，医学上指感觉缺失或感觉减退导致的一种异常感觉，是感觉神经的功能受损后正常感觉减弱或丧失后的一种表现。

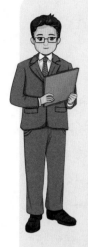

神经受损　感觉麻木通常是由于感觉神经受损造成的。这种损伤可以是物理性的（如压迫、切断），也可以是化学性的（如某些药物或毒素的影响），或是由于疾病（如糖尿病、多发性硬化症、维生素缺乏症等）引起的。

传导障碍　当感觉神经受损时，神经对感觉刺激的传导能力下降。这意味着，正常情况下能够被感知并传递到大脑的刺激（如触觉、痛觉）在受损的神经中无法有效地传递。

大脑解释缺失　由于神经传递功能的下降，大脑接收到的感觉信息减少或丢失，导致感觉麻木或感觉缺失。

（姚　鹏）

# 21. 哪些部位**容易得腱鞘炎**

腱鞘炎是指腱鞘因机械性摩擦而引起的慢性无菌性炎症改变。常见部位是手指或拇指屈肌纤维腱鞘起始部、桡骨茎突处拇短伸肌腱鞘及拇长展肌腱鞘，以及肱二头肌长头腱的腱鞘。手指根部的腱鞘炎在活动时会产生扳机样动作及咔咔的弹响声，因此被称为"弹响指"，最常发生于拇指，其次是环指、中指、小指、示指，有时可能会触及痛性结节。桡骨茎突腱鞘炎，也就是俗称的"妈妈手"。

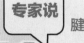
专家说

## 腱鞘怎么"发炎"了

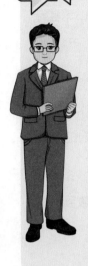

在人体的某些特定部位，因解剖结构上的骨性隆起或肌腱走行方向发生改变，局部肌腱和腱鞘之间的机械摩擦力会形成应力集中点。在我们日常生活和工作中，频繁活动可引起应力集中点位置的过度摩擦，使得局部腱鞘早期发生充血、水肿、渗出。若这种情况持续存在，局部会出现慢性纤维结缔组织增生、肥厚、粘连等变化，腱鞘的厚度增加，进而产生腱鞘内部空间狭窄。同时，肌腱也发生变性、变形，形成葫芦形或纺锤形。临床上，这些变化会导致局部疼痛、压痛、关节活动度受限等症状，即为腱鞘炎。

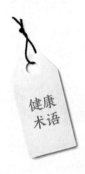
健康术语

### 肌腱

肌腱是一种坚韧的结缔组织带，通常将肌肉连接到骨骼，并可承受张力。肌腱类似韧带和筋膜，都是由胶原蛋白组成；然而，韧带是连接骨骼与骨骼，筋膜则连接肌肉与肌肉。肌肉的收缩，通过肌腱作用到骨骼，进而产生活动。

### 腱鞘

腱鞘是由肌腱周围双层滑膜构成的长管形纤维组织构成的套管状密闭的滑膜管。两层之间有空腔，即为滑液腔，内有滑液。其内层覆盖于肌腱表面，外层借助纤维组织附着在肌腱周围的韧带及骨面上。

（姚　鹏）

# 22. 得了**腱鞘炎**该怎么办

得了腱鞘炎最重要的是充分休息，确保劳逸结合，并调整原有的生活和工作习惯。

1. 在发病早期或症状较轻时，应尽量减少手部活动，如洗衣、拧毛巾、玩手机游戏等。

2. 对于腕部狭窄性腱鞘炎的患者，建议佩戴合适的腕部护具，以帮助手腕得到充分的休息。

3. 可以配合热敷、理疗，如果疼痛严重，患者可使用口服或外用镇痛药等。

4. 如果症状较重或保守治疗效果欠佳，可采用腱鞘内注射类固醇药物的方法。但需注意，这一操作必须严格无菌，且不可多次注射，以免引起广泛粘连。

5. 若上述治疗方法均无效，建议患者前往医院进行详细评估，医生会根据具体情况，酌情考虑是否需要进行腱鞘切开术。

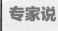

**腱鞘炎需要用"消炎药"吗**

通常来讲，腱鞘炎是无菌性炎症，也就是说并不是由细菌引发的，因此不能滥用抗生素。只有在特殊情况下，比如局部存在化脓性感染，才可以根据相关的药敏结果，由医生判断后，选择应用相应的抗生素品种。

关键词

休息 无菌性炎症

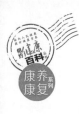

健康加油站

关键词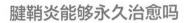

正中神经　腕管　神经卡压综合征

## 腱鞘炎能够永久治愈吗

在腱鞘炎的致病因素中，最为关键的就是肌腱在腱鞘内的频繁摩擦刺激。在日常生活及工作中，比如每日长时间使用鼠标、键盘、玩手机游戏、做手工产品、在工地当钢筋工等，都容易诱发腱鞘炎。在康复以后，如果仍继续之前的工作及生活习惯，很可能再次诱发局部病情复发，而且长期迁延不愈，会使得局部腱鞘和肌腱产生粘连等慢性病理改变，非手术治疗的有效率会大幅下降，即使是手术治疗后，也有可能无法完全恢复如初。因此，改变既往的生活工作方式，是非常重要的。

（姚　鹏）

# 23. 怎么治疗**腕管综合征**

腕管综合征，俗称"鼠标手"，是指正中神经在穿过腕部的腕隧道处受到神经压迫的疾病。主要症状为大拇指、示指、中指及环指靠中指侧，会发生疼痛、麻木感、刺痛感，典型症状通常是渐进式的。患侧的手部抓握力量可能减弱，病程长者会出现大鱼际肌（拇指根部肌肉）萎缩。

腕管综合征，通常为腕部重复运动引发，高风险职业包含电脑作

68　第二章　解密不同部位的疼痛

业、操作振动机械，以及需要用力抓握的工作如保洁员、厨师等。亦可因为皮肤严重的瘢痕（如刀割伤、烧伤后形成的）或者肿瘤直接对正中神经产生压迫而引发。另外，腕骨骨折、感染等因素使管腔变小、腕管压力增高，也可引发腕管综合征。

在治疗上，日常活动及工作的改变可避免症状恶化，并有利于疾病恢复。治疗方法包括物理治疗、口服非甾体抗炎药、局部注射类固醇、腕部护具（用来限制手腕的过度弯曲或伸展，避免神经卡压）、手术治疗。

**专家说**

**日常生活中怎么预防腕管综合征**

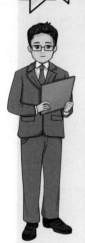

**保持正确的姿势**　保持良好的姿势很重要，不仅是手腕的姿势，整个身体的姿势都会影响手腕的压力。确保肩膀不是弯曲或抬高，手腕保持自然放松的位置。

**手腕放松**　避免长时间保持同一手腕姿势。定期改变手部活动，让手腕得到休息。

**减少重复性动作**　如果您的工作或日常活动涉及重复性动作，尽量定期休息，改变动作方式。

**使用符合人体工程学的工具和设备**　使用符合人体工程学设计的键盘、鼠标等办公工具，可以减少手腕的压力。

**强化手腕肌肉**　进行专门的手腕和手部练习，可以增强肌肉，减少受伤的风险。

**休息和伸展运动**　在长时间使用手腕后进行休息和伸展运动，有助于保持血液循环，减少压力。

（姚　鹏）

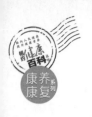

# 24. **网球肘**可以**自愈**吗

网球肘，又称肱骨外上髁炎，是一种前臂伸肌起点（尤其是桡侧伸腕短肌）的慢性撕拉伤，既往因为网球运动员常患此病，因此得名"网球肘"。病因主要是肘关节的使用过度，如打网球、打羽毛球、游泳、攀爬、弹吉他等。肘关节创伤也可能发展为网球肘。

网球肘是一种自限性疾病。症状轻微者，需增加休息，避免有害活动及不良姿势刺激，配合理疗和非甾体抗炎药治疗等。症状稍重者，可应用局部注射治疗，治疗后在 1 个月内避免过量劳动，多可康复。

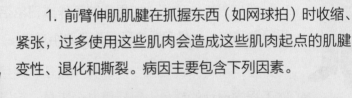

**专家说** 网球肘的成因和治疗方法

1. 前臂伸肌肌腱在抓握东西（如网球拍）时收缩、紧张，过多使用这些肌肉会造成这些肌肉起点的肌腱变性、退化和撕裂。病因主要包含下列因素。

**重复运动**　长时间进行重复的手腕和手臂动作，如打网球、打高尔夫、刷墙或使用螺丝刀等，都可能导致肌腱受伤。

**不当的技术或设备**　使用不适当的体育器材或采取不正确的运动技术也可能增加患网球肘的风险。

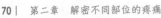

突然增加活动强度　突然大幅增加活动量或强度，尤其是在没有充分热身的情况下，可能导致肌腱受伤。

年龄　随着年龄的增长，肌腱的弹性和耐受力会降低，因此中老年人更容易患网球肘。

2. 网球肘有时可以自愈，但需要一定的时间和适当的疗护，治疗方法如下。

休息　避免进行导致疼痛的活动，给肌腱足够的时间恢复。

冰敷　在最初几日内，可以使用冰敷来减轻肿胀和疼痛。

药物　非甾体抗炎药（如布洛芬）可以帮助减轻疼痛和炎症。

物理治疗　进行专门的物理治疗和肌肉强化练习，可以帮助加快恢复过程。

正确的运动技术和器材　确保使用正确的运动技术和合适的体育器材，以避免未来再次受伤。

若保守治疗效果欠佳，可能需要进一步的医疗干预，如注射治疗或手术治疗。

（姚　鹏）

三

# 胸、腹部
# 疼痛

# 25. 哪些**疾病会**导致 **胸部疼痛**

颈部以下、肋缘以上的疼痛都被认为是胸痛，可伴放射痛。胸痛所表现的疼痛性质多样，如闷痛、紧缩感、烧灼感、针刺样痛、压榨感、撕裂样痛、刀割样痛等。胸痛可由多种疾病引起，包括系统性疾病如心血管疾病、消化系统疾病、骨骼系统疾病及呼吸系统疾病，也可能由其他疾病引起，如胸壁疾病、乳腺疾病、肿瘤、心理疾病、带状疱疹等。

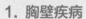

**专家说** 可能导致胸部疼痛的疾病包括哪些

**1. 胸壁疾病**

皮肤疾病　急性皮炎、皮下蜂窝织炎、带状疱疹等。

软骨炎　位于前胸部，疼痛特征常为尖锐性痛且范围局限。疼痛可为短暂的和闪电样痛，也可以是持续性钝痛。按压肋软骨和胸骨柄关节可引起疼痛。

肋间神经痛　由于肋间神经受损或受压迫，可能导致胸壁疼痛。

其他　流行性肌炎、肋骨骨折、多发性骨髓瘤、急性白血病等继发的胸壁病变。

**2. 心血管疾病**　如急性冠脉综合征、冠状动脉硬化性心脏病、心肌病、二尖瓣或主动脉瓣病变、急性心包炎、肺栓塞和肺动脉高压等。

急性心包炎　心包组织的炎症可能导致胸痛，一般为稳定的、挤压性的胸骨后疼痛。常常伴有胸膜炎表现。咳嗽、深吸气、仰卧可使疼痛加重，坐起则使疼痛减轻。常可闻及心包摩擦音。

冠状动脉疾病（如心绞痛、心肌梗死）　心脏供血不足或冠状动脉阻塞，可能导致心肌缺血或坏死，引起胸痛。

**3. 呼吸系统疾病**　如肺部感染、胸膜炎、胸膜肿瘤、自发性气胸、血胸、支气管炎、支气管肺癌等。

肺部感染（如肺炎）　肺部感染引起的炎症和充血可能导致胸痛。

支气管炎或支气管扩张症　支气管炎可能导致呼吸道痉挛和炎症，引起胸痛。

急性气胸　起病急，突感一侧胸痛，针刺样或刀割样，持续时间短暂，继而出现胸闷和呼吸困难，伴刺激性咳嗽。

胸膜炎　由炎症引起，通常为单侧、刀割样、浅表痛。咳嗽和吸气可使疼痛加重。

乳腺疾病　乳腺炎，乳腺增生等。

消化系统疾病　如胃炎、胃溃疡、胆囊炎、食管痛等。食管痛、胸部深处的不适，可以伴有吞咽障碍和食管反流。

骨骼系统疾病　如肋骨骨折、胸骨骨折等。

情绪障碍　迁延性的疼痛或一过性、短暂，与疲劳、情绪紧张有关，有明确的焦虑和抑郁，并排除器质性病因。

综上，胸痛的病因多种多样，切忌轻视症状，延误治疗时机，应尽早相关科室就医，对症治疗。

（毛　鹏　王　永）

# 26. 哪些**疾病**会导致 **腹部疼痛**

腹痛发生在剑突以下、耻骨联合以上。腹痛可能由腹部脏器疾病引起，或由全身疾病、心理因素引起。

**专家说**

## 可能导致腹部疼痛的疾病主要包括哪些

**1. 消化系统疾病**　腹痛以消化系统疾病多见，常见的消化系统疾病包括急性胃肠炎、十二指肠溃疡、肠梗阻、急性阑尾炎等，腹痛可能会伴有腹胀、嗳气、呕吐等情况。

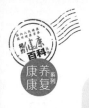
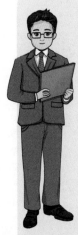

胃溃疡　胃黏膜的破损或溃疡可能导致胃部或上腹疼痛，通常与进食有关。

胆囊炎或胆石症　胆囊感染或胆石阻塞胆管可能导致右上腹部剧烈疼痛，通常伴有恶心和呕吐。

胰腺炎　胰腺组织的炎症会导致上腹疼痛，并可能辐射到背部。

肠易激综合征　肠易激综合征可能导致腹部不适、腹泻、便秘、腹胀和气体排放。

肠道感染或食物中毒　细菌、病毒或寄生虫感染或食物中毒可能导致腹泻、腹痛和恶心。

2. 泌尿系统疾病　泌尿系统疾病通常与肾结石、尿路结石、肾盂肾炎、膀胱炎、肾肿瘤等有关，患者除腹部疼痛外还会有尿痛、尿急等症状。

肾结石　肾内结石移动到尿路中可能引起剧烈的下腹疼痛，通常伴有尿频、尿急和血尿。

膀胱感染　膀胱感染可能导致下腹疼痛、尿频、尿急和尿痛。

3. 妇科疾病　如子宫炎、盆腔炎等，在育龄女性中较为常见，炎症刺激局部组织便会出现腹部疼痛的症状，还可能伴随阴道分泌物异常、性行为后疼痛加重等表现。

4. 神经系统疾病

腹部神经痛　神经系统异常可能导致腹部疼痛，通常是一种刺痛或灼热感。

### 5. 其他系统疾病

肿瘤　肿瘤可能导致腹部肿块、隐痛或压痛。

综上，引起腹部疼痛的疾病多种多样。通常，剧烈疼痛患者会直接到医院就诊，但长期慢性疼痛容易被患者忽视。如果是偶尔腹部疼痛且疼痛不明显，可以选择暂时观察；如果疼痛剧烈且长期未能缓解，应及时前往医院就诊。

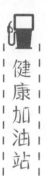

健康加油站

## 腹痛为何检查心电图

腹痛时查心电图的主要原因是排除是否有急性的心脏病引起的上腹部的疼痛，常见的就是心绞痛或者急性心肌梗死。其疼痛并不仅限于胸部，也有可能会引起上腹部剑突下的位置出现压榨性疼痛。尤其是一些不典型的心绞痛，可能并不会出现心前区的胸闷、心悸等症状，而是以上腹部、胃部的疼痛为首发症状，也可表现为牙痛。常见于老年人、糖尿病患者、高血压患者等。因此，当出现上腹部疼痛时，医生可能会建议先进行心电图检查，以确定疼痛是否与心脏问题有关，以免漏诊或误诊。此外，心电图检查是一种无创、快速且相对便宜的诊断工具，可以有效地评估心脏的电活动情况。

（毛　鹏　李　晨）

# 27. 什么样的胸腹痛

# 需要**尽早就医**

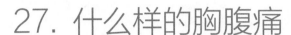

**关键词**

**胸痛 腹痛 内脏病变**

　　胸痛常与胸腔脏器或胸壁（神经、软组织）病变有关，少数可由其他疾病引起。需注意的是，胸痛程度与病变程度不一定完全一致。腹痛多由腹腔脏器病变引起，腹腔外疾病、全身性疾病也可引起，其疼痛性质和程度受病变性质和程度影响。精神、心理因素也可影响胸腹痛。

　　胸痛感觉常表现为绞痛、刺痛、撕裂样痛等，若心前区、胸骨后、右下胸等部位出现频繁阵发或持续不缓解的剧烈胸痛，伴随咳嗽、咯血、呼吸困难等其他症状，需尽早就医。

　　腹痛病因较多，疼痛表现多见绞痛、刀割样痛、烧灼样痛等，若出现频繁阵发或持续不缓解的剧烈腹痛，腹部可触及明确压痛部位或弥漫性腹痛、腹肌紧张，有时伴有大小便异常、发热寒战、呕吐、黄疸、意识不清甚至休克等表现，需尽快就医。

**常见的引起胸、腹痛的疾病和特征有哪些**

　　1. 常见引起胸痛的疾病及其疼痛特征如下。

　　自发性气胸　疼痛常见于病侧胸部，呈撕裂样疼痛，会因咳嗽或呼吸而加重。

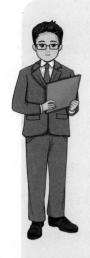

结核性胸膜炎、心包炎　疼痛常见于病侧胸部、腋下，呈隐痛、钝痛、刺痛，会因咳嗽或呼吸而加剧。

心绞痛、心肌梗死　常见于 40 岁以上人群，疼痛常见于胸骨后或心前区，呈绞痛，伴濒死感，休息或含服硝酸酯类药物可缓解者为心绞痛，若不易缓解者可能为心肌梗死。

肋间神经痛　常沿肋间神经呈带状分布，表现为刀割样、触电样疼痛或灼痛。

支气管肺癌　疼痛常见于受累胸膜或胸壁，表现为持续、固定且剧烈的疼痛，可因咳嗽或呼吸而加剧。

食管疾病　常见于食管或胸骨后，表现为隐痛，常于进食时发作或加重，服用抗酸剂或促动力药物可减轻或消失。

2. 常见引起腹痛的疾病及其疼痛特征如下。

胃、十二指肠、胰腺疾病　疼痛多位于中上腹部，胃、十二指肠溃疡常表现为周期性、节律性的隐痛，若出现穿孔可表现为突发的剧烈刀割样、烧灼样痛；急性胰腺炎可表现为持续性钝痛或刀割样疼痛呈阵发性加重。

小肠疾病　疼痛多在脐部或脐周，性质多为绞痛、隐痛、钝痛或牵涉痛。

肝胆疾病　多位于右上腹，急性胆囊炎常呈右上腹剧烈绞痛，可放射至右背部及肩胛区。

结肠、阑尾疾病　结肠疾病疼痛多位于左下腹，性质多为绞痛、隐痛、钝痛或牵涉痛；急性阑尾炎早期疼痛可位于脐周或上腹部，随着疾病进展可转移至右下腹麦氏点（McBurney point）而出现牵涉痛，若出现穿孔引起弥漫性腹膜炎，可表现为持续性、广泛性全腹剧烈疼痛，伴腹壁肌紧张、反跳痛。

泌尿系统疾病　泌尿系统结石常为阵发性绞痛，根据结石位置不同可表现为腰痛伴向下放射痛；膀胱炎可表现为下腹疼痛。

女性生殖系统疾病　盆腔炎可表现为下腹痛或全腹弥漫疼痛；子宫内膜异位症、子宫腺肌病可出现经期下腹、腰骶部进行性加剧的疼痛；异位妊娠破裂也可出现下腹部剧烈疼痛。

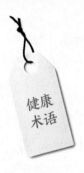
健康
术语

**急腹症**

是以急性腹痛为突出表现，需要紧急处理的腹部疾患的总称。特点是发病急、变化多、进展快、病情重，一旦延误诊断或抢救不及时，就可能给患者带来严重危害和生命危险。常见的急腹症包括：急性阑尾炎、溃疡病急性穿孔、急性肠梗阻、急性胆管炎及胆石症、急性胰腺炎、腹部外伤、泌尿系结石及异位妊娠子宫破裂等。

（毛　鹏　李　晨）

# 28. 什么样的胸腹部疼痛
# 不能贸然镇痛

内脏疾病引起的胸腹部疼痛通常是由结构或功能上的异常所导致。当患者出现突发剧烈疼痛或持续不缓解的疼痛时，以及出现发热、恶心、呕吐、大小便异常等其他伴随症状，患者应及时前往医院就诊以排查病因。在此过程中，切忌盲目服用镇痛药物，以免掩盖病因而错过最佳治疗时机。若系统检查后明确病因，患者应在医生的指导下接受对症治疗。

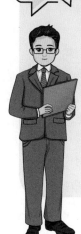

**专家说** 出现急性胸痛、腹痛需要小心哪些危重疾病

1. 急性胸痛常见于张力性气胸、急性心肌梗死、主动脉夹层动脉瘤、急性冠脉综合征、急性肺栓塞等疾病。

2. 急性腹痛常见于急性胰腺炎、急性阑尾炎、胃肠穿孔、绞窄性肠梗阻、肠套叠、肝破裂、脾破裂、异位妊娠破裂等疾病。

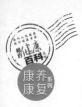

健康加油站

## 为什么腹痛时不可轻易使用阿片类镇痛药物

急性腹痛时不可轻易自行使用阿片类药物镇痛，阿片类药物具有强效镇痛作用，可能会掩盖腹痛的实际症状，导致医生难以准确判断病因，从而延误诊断和治疗。而且对于某些类型的腹痛，如急性胰腺炎、胆囊炎、肠梗阻等，使用阿片类药物会不同程度地引起奥狄括约肌（Oddi sphincter）收缩，从而导致胆管压力升高，加重胆管炎、胰腺炎病情。因此，在腹痛时，首先应该寻求医生的帮助，进行详细的检查和诊断，然后根据医生的建议进行对症治疗。在明确病因之前，不建议轻易使用阿片类药物来缓解疼痛。如果确实需要使用镇痛药物，也应该在医生的指导下进行，以确保安全性和有效性。

（毛 鹏 李 晨）

# 29. 为什么**腹部疼痛**一定要**关注疼痛部位**

几乎每个人都经历过腹痛。腹痛的原因多种多样，多由腹部脏器的疾病引起，但腹腔外疾病、全身性疾病也可引起。不同疾病引起的疼痛多有特征性的疼痛部位，所以准确定位疼痛的部位有助于我们更好地了解腹痛病因。

专家说

## 为什么会腹痛

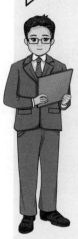

腹痛，是指肋骨下方和腹股沟上方之间部位的疼痛或不适。腹痛机制可分为三种：内脏性腹痛、躯体性腹痛、牵涉痛。

**内脏性腹痛** 腹部器官的痛觉信号由交感神经传入脊髓引起。其疼痛部位不确切，接近腹中线，疼痛感觉模糊，多为痉挛、不适、钝痛、灼痛等，常伴恶心、呕吐、出汗等自主神经症状。

**躯体性腹痛** 腹膜壁层及腹壁的痛觉信号由体神经传至脊神经根，并在相应脊髓节段所支配的皮肤区域被感知。其疼痛定位准确，可在腹部一侧，程度剧烈而持续，可有局部腹肌强直，腹痛可因咳嗽、体位变化而加重。

**牵涉痛** 内脏性疼痛常牵涉至身体体表区域。例如，胃的体表感应部位主要位于上腹部，小肠的疼痛可能表现为脐周不适，升结肠的疼痛通常位于右下腹部，乙状结肠与直肠的疼痛可能表现为左下腹部或会阴部的不适。

大多数疾病引起腹痛为多种机制共同作用的。明确疼痛部位，充分了解病史、全面体格检查、必要的辅助检查，结合病理生理改变综合分析是十分必要的。

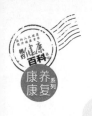

康养<br>康复

关键词

肋骨区域痛　未知原因疼痛

从疼痛机制分析可知，当您感到腹痛时，请尽量描述疼痛的具体部位、性质、持续时间等信息，以便医生能够更准确地诊断您的病情。消化系统疾病、妇科疾病、泌尿系统疾病等都是常见的腹痛原因，如若诊断有误，治疗上可谓"失之毫厘，谬以千里"。

（毛　鹏　李　晨）

# 30. 为什么体检没问题但还是觉得**肋骨区域疼**

疾病的诊断是个复杂的过程，需要详细的临床资料采集（病史、体格检查、实验室及辅助检查）及综合分析，这不是一次完成的，往往需要临床实践的不断检验。"体检没问题"只是部分辅助检查、体格检查等未查出疼痛病因，并不是真正"没问题"。未找到疼痛原因可能是因为临床经验不足，检查不够全面，现代医学检查手段局限性，疾病的发生发展具有隐匿性，不易被辅助检查捕捉到等原因。

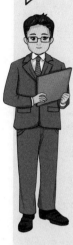

肋骨区域疼痛的病因很多，需要综合全面地分析才可诊断，体检一般只会体检必要项目，并不是体检没有发现明显异常就真的没有问题。而且部分肋骨区域疼痛具有隐匿性，现今辅助检查手段无法捕捉到异常，需要排除其他疾病后诊断的，如肋软骨炎、肋间神经痛、心理精神因素引起的疼痛等。总之，肋骨区域疼痛是个复杂的病理情况，若出现肋骨疼痛，建议尽早到专科就诊，以免耽误病情。

**肋骨区域疼痛需要排查哪些疾病**

肋软骨炎　肋软骨炎是连接肋骨与胸骨或前胸壁软骨胸骨关节的软骨炎症。本病多见于成年女性，好发于胸骨的左侧第2~4肋软骨，疼痛性质可能为尖锐痛、钝痛、隐痛、持续性疼痛，伴局部压痛，严重者会随着深呼吸、咳嗽、运动或活动而加剧。疼痛也可能扩散到肩膀、手臂、背部或腹部，尤其是咳嗽时。此疾病无特异性辅助检查，胸部CT、胸部X线检查、心电图等常无异常，需要排除其他疾病后诊断。

肋间神经痛　肋间神经痛是指胸神经根（即肋间神经）受到各种病理的压迫、刺激，而出现以胸部肋间或腹部呈带状疼痛的一组综合征。肋间神经痛发作时，可见疼痛由后向前，沿相应的肋间隙呈半环形放射，疼痛剧烈时可放射至同侧的肩部或背部，性质呈刺痛或烧灼样痛，胸椎棘突旁和肋间隙可有明显压痛。影像学和实验室检查主要用来确诊造成肋间神经痛的原发疾病和进行鉴别诊断。

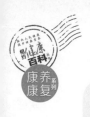

**心脏疾病**　心血管疾病可引起胸痛。常见的冠状动脉粥样硬化性心脏病、心肌病、瓣膜病、心律失常等心血管疾病均可找到相应辅助检查证据来诊断疾病，如冠状动脉造影、超声心动图、心电图等。而 X 综合征，又称"微血管性心绞痛"，具有劳力性心绞痛或心绞痛样不适的症状，但常规实验室检查对其诊断价值有限，现病因不明，需要排除其他疾病后诊断。

**心因性疾病**　抑郁症、焦虑症、恐慌症、心血管神经症、压力和焦虑等心理因素会引起胸痛和气短，不良情绪解除后症状常会消失。此类胸痛症状常在久坐、闲暇时发生，运动、工作时消失。主要处理办法是调整精神状态，必要时寻求精神科医生的帮助。

**其他**　肺部疾病、胸骨柄综合征、Tietze 综合征等也可能引起肋骨区域疼痛。此外，一些全身系统疾病，如糖尿病周围神经病变、痛风、白血病、多发性骨髓瘤等也应纳入筛查范围。

（毛　鹏　李　晨）

# 31. **肋间神经痛**
## 通常有什么表现

很多人可能经历过肋骨、胸部、背部或上腹部的疼痛，尽管多次就诊和检查，却未能发现明确的器官病变，这是什么原因呢？

这可能就是肋间神经痛导致的。肋间神经痛常沿受累肋间神经（肋骨、胸部或腹部）分布，一般表现为刺痛、灼痛或放射痛，患者甚至感到麻木、针刺觉过敏等症状。这种疼痛可以是间歇的，也可以是持续的，甚至有可能持续很长时间。

## 出现胸痛或腹痛一定是肋间神经痛吗

肋间神经痛是一种排除性诊断，需结合查体、影像检查等手段排除所有与脊柱、心肺和/或胃肠道相关的病变。例如，如果主诉是上腹痛，应考虑胃肠道病变等因素，通过腹部超声、CT 或转诊至专科医生可以帮助排除潜在内脏病变。此外，还应考虑胸椎间盘突出导致的胸神经根病，这可通过胸椎 MRI 进行评估。

## 哪些人更容易出现肋间神经痛

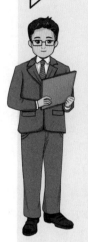

肋间神经痛的病理因素、诱发因素有很多，包括创伤、手术、感染、肿瘤等，如胸部撞击、肋骨骨折、开胸术、胸腔造口术、带状疱疹和胸膜炎等。妊娠、腹水、肥胖、反复咳嗽等也可能导致肋间神经痛。值得注意的是，部分肋间痛患者可能病因不明确。

肋间神经病变约半数与手术干预有关，约 1/3 为带状疱疹后遗症，其余为特发性或肿瘤性。

我们可以尝试规避某些风险因素，如通过接种水痘 - 带状疱疹疫苗以预防带状疱疹的发生。此外，行开胸手术后、感染水痘 - 带状疱疹的人群，一旦出现相关症状，应立即就医，以免发展为慢性疼痛。

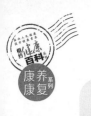

## 不及时就医会有什么严重后果

急性肋间神经痛的一个主要并发症是对呼吸力学的负面影响。这种呼吸障碍可能是导致老年人死亡的重要因素，尤其是患有多种合并症的术后或免疫功能低下的患者。此外，部分患者的肋间神经痛可能会持续数年之久，这不仅影响患者的身体健康，还可能影响患者的心理健康，带来失眠、焦虑、抑郁等一系列挑战。

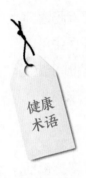

健康术语

### 肋间神经痛

肋间神经系脊神经之一。由胸神经前支形成，位于肋间隙中，每侧各 11 条。肋间神经穿肋间内肌前行，在胸腹壁侧面，发出外侧皮支，穿肌浅出，分布于胸腹侧壁的皮肤。肋间神经痛是一种常见的神经疼痛病症，主要表现为沿着肋间神经分布区域的疼痛。这种疼痛通常不会过身体中线，而是从后背向前胸部放射，呈现半环形分布。疼痛的性质多为刺痛、烧灼样痛或电击样痛，这些疼痛可能因深呼吸、咳嗽、打喷嚏或转身等动作而加剧。此外，肋间神经痛还可能伴随肌肉紧张和痉挛以及感觉异常。

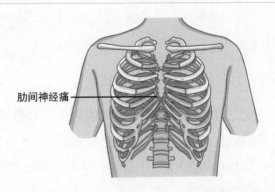

肋间神经痛

（毛　鹏　李　晨）

# 32. 肋间神经痛有哪些
# 治疗方法

当明确是肋间神经痛后，我们应该如何应对？可以通过口服、外用药物和/或介入治疗，配合原发病的积极干预，并辅以物理、心理、针灸推拿等方法，多模式管控疼痛。

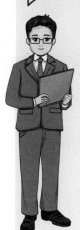

**肋间神经痛不治疗会自愈吗**

　　一些患者在有或没有支持性保守措施的情况下，症状会随着时间的推移而消退，而另一些患者则会出现慢性疼痛。

**如何治疗肋间神经痛**

　　在行开胸手术之前，就可以进行胸段硬膜外麻醉，这是控制术后出现肋间神经痛的有效方法，椎旁神经阻滞也能达到类似效果，多模式疼痛控制方案相结合可能效果更优。

　　寻找病因，积极治疗原发病　如咳嗽导致的肋间神经痛，应积极止咳；带状疱疹导致的肋间神经痛应积极抗病毒，可使用核苷类似物，如阿昔洛韦等。

　　药物控制　口服药物包括非甾体抗炎药、抗惊厥

药（如加巴喷丁、普瑞巴林）、抗抑郁药（三环类抗抑郁药、选择性去甲肾上腺素再摄取抑制剂）和阿片类药物。外用药物（如低浓度辣椒素、透皮利多卡因）也可能有帮助。

介入技术　肋间神经阻滞等介入技术也有助于肋间神经痛的治疗。

外科手术　包括外科神经切除术、背神经根切开术或相应肋间神经的感觉神经节切除术，但可能发生感觉迟钝等不可逆性神经损伤。

协同治疗　物理治疗、心理治疗和针灸推拿可以作为药物和／或介入治疗的有效补充。

**肋间神经痛的预后怎么样**

肋间神经痛的持续时间可能很长。如开胸手术后慢性疼痛综合征患者的疼痛持续时间就不尽相同，大多数患者持续半年以上，部分患者持续多年。

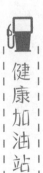

健康加油站

## 肋间神经痛需要注意与带状疱疹鉴别，
## 早诊断早治疗

当出现不明原因的肋部皮肤疼痛时，应该警惕是否可能是带状疱疹。带状疱疹是由水痘 - 带状疱疹病毒感染引起的疾病，会导致皮肤上出现疼痛性的水疱。在疱疹出现之前，患者可能会先感受到皮肤的疼痛、灼热感或刺痛感。出疱后的皮损通常表现为沿着单侧神经分布的红斑、水疱，水疱外周有明显的红晕。可发生在身体的多个部位，但最常见于肋间神经和腰骶神经支配的区域。具体来说，这些好发位置包括胸廓两侧（肋间神经支配区域）、腰背、腰腹和下肢（腰骶神经支配区域），延误治疗可能会导致后遗症。因此，一旦出现疱疹应及时就医，采取抗病毒、镇痛等相关治疗，以免带状疱疹发展为后遗神经痛。当出现带状疱疹相关性疼痛及后遗神经痛时，也应该及时寻求医生的帮助，采取药物口服、微创介入等治疗。

（毛 鹏 李 晨）

# 33. 肋间神经痛是因为**有炎症**吗

　　肋间神经痛的患者，经常会有明显的胸背部的疼痛，犹如电击样、刀割样或者针刺样疼痛，这就是典型的神经痛。那么造成肋间神经痛的原因是什么呢，是因为肋间神经有炎症吗？肋间神经痛的病因有很多，肋间神经炎只是其中的病因之一或者是导致肋间神经痛的疼痛机制之一。

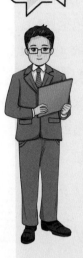

**什么是肋间神经痛**

肋间神经痛就是肋间神经支配区域的疼痛。根据发病原因，肋间神经痛可分为原发性肋间神经痛和继发性肋间神经痛。原发性肋间神经痛病因不明确，通常找不到确切的诱因。继发性肋间神经痛是由于某种疾病或者外伤，导致肋间神经受到刺激、发生炎症或受到压迫引起的，常见原因有带状疱疹，胸椎或者肋骨外伤退变或者结核、肿瘤、胸部手术术后、末梢神经炎等。炎症是肋间神经痛的病因之一，也是继发性肋间神经痛的发病机制之一。

**肋间神经痛的治疗方法**

肋间神经痛主要是对因治疗，例如切除肿瘤、抗感染、抗病毒治疗等。对症治疗可采用镇痛药、神经营养药、康复理疗、微创介入治疗、手术治疗等。镇痛药常用钙离子通道调节剂、三环类抗抑郁药、利多卡因贴剂、阿片类药物等；神经营养药常用维生素 $B_1$、维生素 $B_{12}$、烟酸等；微创介入治疗包括神经阻滞、神经射频调节、神经等离子消融、神经化学药物毁损、鞘内药物输注治疗等。肋间神经痛患者及时接受正规的治疗，消除病因后患者可痊愈，但过程相对缓慢，部分患者可长期遗留不同程度的神经痛症状。

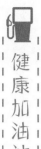

## 神经阻滞是麻醉吗

　　神经阻滞治疗肋间神经痛是一种简单、安全、有效的治疗方法，现代医学神经阻滞概念远远不是麻醉神经这么简单，而是通过超声、X 线或者 CT 等影像学设备，将药物可视化精准注射至诱发肋间神经痛的病灶处，起到松解神经周围软组织卡压，消除神经周围炎症，减轻神经水肿，进而达到治疗肋间神经痛的目的。

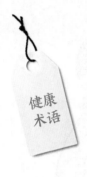

健康术语

### 神经痛

　　神经痛是指在没有外界刺激的条件下而感到的疼痛，常表现为某特定周围神经支配区域内的发作性剧烈疼痛，疼痛的性质通常为锐痛、刺痛、撕裂痛或烧灼痛，病程可为一过性、复发缓解或持续慢性，神经痛是由于特定周围神经结构或功能的变化所致，肋间神经痛就是典型的神经痛。

（武百山）

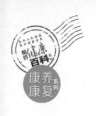

# 34. 为什么胸腹部疼痛
# 不一定都是**内脏疾病**

　　胸腔腹腔内容纳了人体绝大部分的内脏器官，如胸腔的肺、心脏，腹腔的肝脏、胆囊、胰腺、肾脏、脾脏等。内脏疾病或脏器病变是引发胸腹部疼痛的常见原因。但在临床工作中，我们也会遇见常规的胸腹部脏器检查结果正常，却伴有严重胸腹部疼痛的患者，这是什么原因呢？

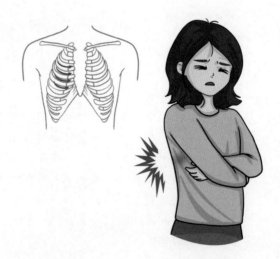

专家说

胸腹部疼痛不一定都是内脏疾病

　　在排除胸腹部脏器病变后，患者若仍然感受到胸腹部的疼痛，可以考虑以下两种原因：胸腹部神经痛和神经官能综合征。胸腹部神经痛，即支配胸腹部的

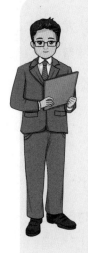

脊神经发生了病变、受到了刺激或卡压等，进而诱发该脊神经支配区域的胸腹部疼痛。由于支配胸腹部区域的神经几乎都是胸神经，所以胸神经痛是常见的诱发胸腹部疼痛的非内脏疾病的病因之一。

神经官能综合征是一组疾病的总称，包括神经衰弱、癔症、恐惧症，以及内脏神经官能症，如心血管神经官能症、胃肠神经官能症等。神经官能综合征发病原理尚未完全明确，但通常与个体的性格特征、精神压力、遗传等因素有关。对于诱发胸腹部疼痛的内脏神经官能症，除了疼痛，患者还可常伴其他症状，比如心慌、胸闷、腹泻、失眠、恐惧等。值得注意的是，这类患者的所有身体检查几乎完全正常，或者难以找到诱发各种症状的具体病因或者病变。

## 脊柱神经源性胸腹痛的特点

排除内脏疾病及神经官能综合征后，诊断脊柱源性胸腹部疼痛，一般有以下特点。

胸腹痛常伴发胸背痛　支配胸腹部区域的神经几乎都是胸神经，胸神经痛是常见的诱发胸腹部疼痛的非内脏疾病的病因，所以胸神经痛诱发的胸腹部疼痛常按胸神经身体解剖走行分布，故胸腹痛常伴发胸背痛。

疼痛性质多为神经痛　神经痛的性质多为针刺样、刀割样、电击样、灼热样、蚁走感等，脊柱神经源性胸腹痛是典型的胸神经痛，疼痛性质的特殊性是其重要的特点。

康养康复系列

关键词

脊柱 胸腹痛

身体姿势改变常可诱发疼痛发作　身体姿势的变化，尤其是脊柱方向的改变，可能引起脊神经卡压、刺激加重，诱发脊神经源性胸腹痛发作。

健康加油站

### 如何治疗神经官能综合征引起的胸腹痛

神经官能综合征发病机理不清，所以针对该病的治疗多以精神治疗为主，药物治疗及其他治疗为辅。患者应该在医生的指导下进行循序渐进的对症治疗，以消除病因、增强体质、促进康复。西医药物治疗主要为镇静安神，常选地西泮、硝西泮、水合氯醛、苯巴比妥等，这些药物应按医嘱在睡前服用，以帮助患者获得平稳的睡眠和充分的休息。

（武百山）

# 35. 为什么**脊柱病变**
# 会导致**胸腹痛**

上文提到，胸腹痛不一定都是内脏疾病，脊神经源性胸腹痛是非内脏疾病胸腹痛常见的原因。而脊柱病变是诱发脊神经源性胸腹痛常见的原因，为什么脊柱病变会导致胸腹痛呢？

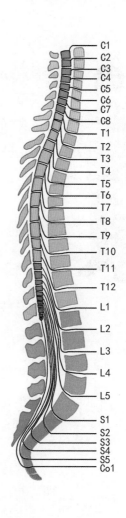

$$
\text{脊神经} \atop \text{（共有31对）}
\left\{
\begin{array}{l}
\text{颈神经8对} \\[1em]
\text{胸神经12对} \\[1em]
\text{腰神经5对} \\[1em]
\text{骶神经5对} \\[1em]
\text{尾神经1对}
\end{array}
\right.
$$

**专家说**

**脊神经和脊柱有什么密切的关系**

　　脊神经是由脊髓发出的成对神经，人体共31对（颈神经8对，胸神经12对，腰神经5对，骶神经5对，尾神经1对）。其中12对胸神经支配颈部以下下肢以上胸、腹、背部几乎所有的皮肤感觉和大部分的内脏感觉。脊神经由脊髓发出，脊髓位于椎管内，而

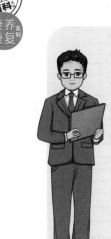

椎管是由脊柱的相关解剖围绕而成。因此，当脊柱发生病变，如椎体压缩性病变、脊柱肿瘤侵袭、外伤性脊柱骨折、脊柱感染、椎间盘突出、黄韧带肥厚增生等，这些病变均可能刺激、卡压由脊髓发出的脊神经根，从而导致该脊神经支配区域的疼痛、麻木等不适症状。如果是胸椎的病变可刺激、卡压胸神经根，诱发胸腹部的疼痛。

**脊柱病变导致的胸腹痛有哪些治疗方法**

脊柱病变导致的胸腹痛治疗方法主要包括对因治疗和对症治疗。

胸椎压缩性骨折可采用胸椎经皮椎体成形术，通过骨水泥的椎体注入，恢复胸椎椎体的解剖高度和功能，解除椎体对胸神经的卡压，缓解胸腹部疼痛。

外伤性脊柱骨折、椎间盘突出、黄韧带肥厚增生等可通过开放手术或者微创手术进行治疗。这些手术旨在恢复脊柱形态，解除卡压刺激胸神经的因素，从而缓解胸腹部疼痛。

脊柱感染需要严格的抗感染治疗，足程足量的抗生素应用，完全治愈感染，缓解胸腹部疼痛。

对于严重的脊柱病变，比如肿瘤侵袭，可采用对症治疗，微创介入手术治疗，如胸神经射频毁损等，以缓解胸腹部疼痛。

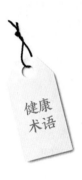

## 为什么有时候脊柱手术很成功，
## 术后疼痛症状仍然不缓解

　　从术前因素来看，脊柱术后 7%~20% 的腰腿痛患者与骨质疏松有关。从术中因素来看，包括责任椎间盘的定位错误、减压不彻底或者因操作不当造成的脊髓神经损伤，这些都有可能导致术后的持续性疼痛。从术后因素来看，硬膜外瘢痕粘连及瘢痕体质，或者由于置钉错误、椎间融合器型号选择不当等造成的术后腰椎不稳，以及邻近节段退变都是术后长期疼痛的原因。所以脊柱手术后，疼痛仍然不缓解的原因有很多，需要根据病情、症状、手术情况等综合分析，判断术后疼痛不缓解的原因，针对病因，继续治疗。

**健康术语**

### 压缩性骨折

　　压缩性骨折是指松质骨受外力压缩而变形，多见于脊柱骨的椎体部分。压缩性骨折属于稳定型骨折，骨折端不易发生移位，症状多表现为局部疼痛，肿胀。治疗需要对患肢进行复位、固定以及功能锻炼，以求使患肢达到正常功能。

（武百山）

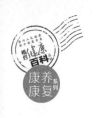

# 36. 为什么**会阴区**会发生
# 慢性疼痛

　　疼痛门诊经常会接诊一些来自妇产科、泌尿外科、肛肠科转诊而来的患者，这些患者普遍表现为会阴区的慢性疼痛。尽管他们已经在妇产科、泌尿外科、肛肠科等科室进行了检查，但并没有发现明显的器质性病变。那么，这类患者为什么会发生会阴区的慢性疼痛呢？疼痛科又应该如何治疗呢？

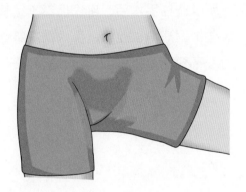

**专家说**　会阴区的神经支配与会阴区慢性疼痛的原因

　　会阴区的神经支配比较复杂，医学上常说会阴区主要包括肛门区域，男性阴茎、阴囊区域，女性阴阜、阴唇、尿道口区域。这些区域接受人体多个神经的支配，包括髂腹股沟神经、生殖股神经生殖支、阴部神经的会阴神经、阴茎背神经（男性）/阴蒂背神经（女

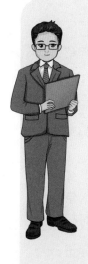

性）、直肠下神经等。

在妇产科、泌尿外科、肛肠科等科室排除会阴区器质性病变后，会阴区的慢性疼痛则可以考虑为会阴区的神经痛。该神经痛特点主要包括：无明显诱因的疼痛；针刺样、刀割样、电击样的疼痛；某一特定姿势下的疼痛加重等。例如，男性阴囊区域慢性疼痛，在排除睾丸鞘膜积液、腹股沟疝气、精索静脉曲张、肿瘤等器质性病变后，可考虑为支配阴囊的髂腹股沟神经阴囊前支疼痛、生殖股神经的生殖支疼痛或者阴部神经的阴囊后支诱发的疼痛。

## 疼痛科如何治疗会阴区慢性疼痛

疼痛科治疗会阴区慢性神经性疼痛的手段与方法有很多，但是前提是明确诊断慢性会阴区疼痛为神经性因素，这需要与妇科、泌尿外科、肛肠科等兄弟科室协作，在排除会阴区疼痛器质性病变后，方可考虑会阴区神经痛，同时需要给予患者相应的体格检查、影像学检查的辅助检查，最后明确诊断为会阴区慢性神经痛，由专业科室疼痛科给予患者治疗。

1. 脊柱源性慢性会阴区疼痛，即由于腰椎间盘突出症、腰椎退变等因素，刺激、卡压支配会阴区的脊神经，诱发会阴慢性神经痛，这类患者可采用神经阻滞、突出椎间盘的射频热凝、等离子消融等治疗手段，解除对脊神经的卡压与刺激，缓解会阴区的神经痛。

2. 外周神经性慢性会阴区疼痛，即支配会阴区的外周神经

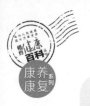

在行进的路程中，受到各种因素的刺激卡压，诱发出会阴区慢性疼痛，比如阴部神经在阴部管受压，引起肛门、阴囊／阴蒂、阴阜等会阴区的疼痛；髂腹股沟神经与生殖股神经在腹股沟管区域受压与刺激，引起阴囊、大腿根部内侧的疼痛，明确外周神经卡压位置后，诊断明确的情况下，可以对卡压部位行神经阻滞、神经松解等手术操作，以缓解会阴区的疼痛。

3. 对于顽固性会阴区神经病理性疼痛，比如会阴区带状疱疹后遗神经痛，在口服药物、神经阻滞等治疗手段无效的情况下，还可以采用神经射频调节、神经毁损、脊髓电刺激等进一步的手段，缓解顽固性会阴区神经病理性疼痛。

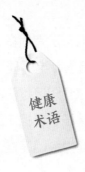

**神经射频治疗**

神经射频治疗是一种神经调控治疗，主要是利用电磁感应，将电磁能量作用于神经节、神经根、神经干等神经部位，可以起到调节神经递质释放、阻断神经冲动的传导等作用，从而达到治疗的目的。神经射频治疗主要适用于各种顽固性神经痛，如三叉神经痛、舌咽神经痛、带状疱疹神经痛、阴部神经痛等疾病。作为一种微创介入治疗，它对身体的创伤比较小，治疗时间较短，安全性较高，治疗后恢复也较快。

（武百山）

四

# 腰痛与
# 下肢痛

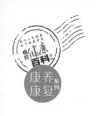

# 37. 为什么**腰痛**
## 往往会伴随着**腿痛**

在日常门诊中，腰痛是临床常见症状，可发生于各个年龄层次，常因腰部扭伤、长期劳损、感受寒凉、腰椎退变等因素引起。临床上腰痛患者的常见诊断包括急性腰扭伤、腰肌劳损、棘上韧带损伤、腰椎间盘突出、腰椎椎管狭窄、腰椎退行性病变、腰椎滑脱、骨质疏松等。部分患者腰痛会伴随着腿痛，这种疼痛常常是放射痛，甚至会伴有麻木等症状，严重影响患者的日常生活。那么，造成这种症状的原因到底是什么呢？

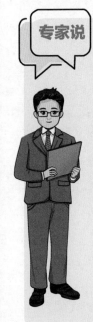

**专家说**

临床上这种疼痛最常见的原因是腰椎间盘突出症。该病的发病原因是腰椎间盘（髓核、纤维环及软骨板组成）的退变，同时纤维环部分或全部破裂，髓核突出刺激或压迫神经根、马尾神经所引起的一种综合征。这些症状主要包括腰痛、坐骨神经痛、下肢麻木、会阴部麻木、大小便障碍等。如果出现此类症状，一定要及时就医，明确诊断，及早治疗。

**腰椎间盘突出症，腰痛伴着腿痛应该如何治疗**

一般来说，腰椎间盘突出症分为保守治疗与手术治疗。

保守治疗主要包括药物治疗、康复理疗、神经阻滞等。大多数腰椎间盘突出症的患者在经过保守治疗后，均可以缓解症状或者治愈。特别是保守治疗中的神经阻滞疗法，是疼痛科特有的治疗方式，具有效果好、创伤小、经济代价低等优点。尤其是现在疼痛科引入可视化超声引导精准治疗，进一步提高了腰椎间盘突出症患者神经阻滞治疗的安全性、精准性与有效性。目前这种技术已经成为疼痛科保守治疗腰椎间盘突出症所致腰腿痛的重要手段。

如果通过严格的保守治疗3个月后，腰椎间盘突出症患者症状没有任何缓解，根据影像学与症状判断，这类患者往往需要手术治疗，缓解症状。针对腰椎间盘突出症的手术治疗有很多种方法与手段，比如椎间孔镜下髓核摘除术、椎板切除椎管扩大融合术等。疼痛科目前常常采用微创介入手术的治疗手段，比如椎间盘射频热凝术、椎间盘等离子汽化消融减压术等。当然手术方式的选择有多因素的影响，比如腰椎间盘突出的类型、突出的程度、是否合并腰椎管狭窄、是否合并终板炎或者腰椎不稳等，具体的手术治疗方式，应该是根据患者的症状、影像学检查、医生的技术能力、患者的意愿共同决定的。

（武百山）

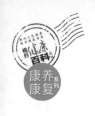

# 38. 为什么**长期腰痛**需要引起重视

　　腰痛现象的发生可能给患者生活带来很大的不便，尤其是长期腰痛，会严重影响患者的日常生活和工作。有的患者对此不够重视，能忍则忍，这往往会延误早期治疗的最佳时机。因此，当出现长期腰痛时，患者一定要及时就医，查明病因，以便对因治疗。

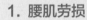

**专家说** 长期腰痛的主要病因

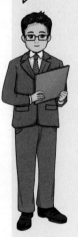

**1. 腰肌劳损**

（1）长期腰肌劳损会导致肌肉纤维化，使肌肉呈紧缩并且保持僵硬的状态，失去对腰椎的支持和牵引作用，可能导致腰椎间盘突出，并伴随腰痛、下肢麻木、坐骨神经痛等症状。

（2）长期腰肌劳损导致腰肌的保护能力下降，椎间盘负重过多，引起退行性病变，使内部组织增生，从而压迫脊髓或周围神经，多伴随腰背痛、间歇性跛行等症状。

（3）长期腰肌劳损时，身体容易下意识偏向疼痛侧，长久下去可能造成脊柱的稳定性下降或腰椎不稳定，并伴随腰腿痛等症状。

**2. 泌尿系结石**　腰部疼痛，也可能是肾绞痛，表现为尿频尿急，尿疼痛，尿不尽，血尿等临床症状。

**3. 妇科疾病**　盆腔炎、子宫内膜炎、子宫肌瘤等都会引起腰痛伴随腹痛等其他症状。所以腰痛要引起重视，及时就医，早期防治。

**如果是运动系统疾病引起的腰痛症状怎么治疗**

神经阻滞疗法　是疼痛科治疗腰痛的常用方法之一，主要是确定疼痛位置，在肌骨超声引导下使用穿刺针经皮穿刺达到病变部位，通过注射药物，达到麻醉局部神经，减轻神经根及软组织的水肿炎症，从而起到缓解疼痛的作用。

臭氧治疗　主要是采取专用穿刺针，经过皮肤定位标志，穿刺进入疼痛位置。在确认进针深度及位置合适后，打开臭氧机，调好臭氧浓度并将臭氧注入疼痛位置，可以舒张血管改善组织的微循环和供氧，如果是腰椎间盘突出症引起的腰痛也可以注入椎间盘突出的靶点，使氧化突出的髓核组织遭到破坏，达到缓解疼痛的目的。

射频消融术　射频消融术适用于腰椎间盘突出症引起的腰痛，主要是将电极导管放置于病变区域，释放射频电流使突出髓核组织发生溶解、变性、坏死等，起到缓解疼痛的作用。

此外还有许多的治疗及手术的方式方法，需要根据患者的具体情况针对病因病症而决定。

（武百山）

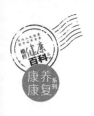

# 39. 为什么常说**久坐伤腰**

研究人员分析了 1990 年至 2020 年来自超过 204 个国家和地区的全球疾病、伤害和风险因素负担研究数据。研究显示，近四分之一由腰痛引起的"伤残损失寿命年"（years lived with disability，YLD）被归因于职业性疼痛，包括长时间坐着或站立。

专家说

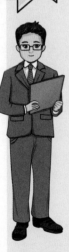

如果长时间久坐，可能会使腰椎间盘的髓核、纤维环逐渐退变。这是因为久坐时，受力点主要集中在下腰椎，当久坐不动、坐姿不正确时，腰椎两侧肌肉由于张力不平衡，就会引起肌肉、韧带的劳损，产生慢性疼痛，破坏腰椎稳定性。另外，如果坐时上半身又是前倾姿态，腰椎间盘承受的压力会更大。此外，久坐影响腰部血液循环。由于腰椎间盘处没有血管分布，其新陈代谢是要靠体内的液体渗透来进行，以此来获得足够的营养。如果腰椎前倾会影响椎间盘营养供应而出现腰部疼痛的情况，进而发展为腰椎间盘突出症。若是长期久坐，还可能会影响下肢的血液循环，容易使肢体出现麻木、乏力等情况。长此以往，会造成慢性损伤诱发腰肌劳损，出现腰部疼痛、活动受限等情况。

腰痛　腰椎间盘突出症

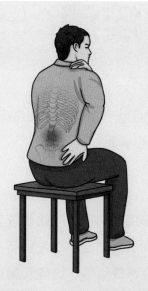

**如果工作和生活中需要久坐，如何预防久坐伤腰**

1. 建议患者尽量避免长期久坐，久坐后可以适当活动，比如在办公室上班至少每两小时起身走动一下，去个厕所、接杯水、在窗边眺望或是进行拉伸运动、走动走动。

2. 应保持自然的端坐位，臀部和背部要充分接触椅面，双肩后展，两肩连线与桌缘平行，脊柱正直，两足着地。将桌椅高度调到与自己身高比例合适的最佳状态，最好调整到电脑屏幕中心与眼睛同一水平高度。要让腰背部有一个依靠，背部能够感觉到有东西在支撑，自然地保持一定的背部张力以保证正确的坐姿。

3. 加强腰背部肌肉功能锻炼，比如单杠锻炼就能够锻炼到腰背部的肌肉，促使局部肌肉强壮、有力，有利于促进血液循环，减轻局部肌肉紧张、僵硬等不适症状。单杠锻炼还能拉伸腰椎，减轻腰椎压迫，起到牵引的作用。

（武百山）

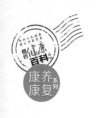

# 40. 哪些**疾病**会出现**腰痛**

关键词

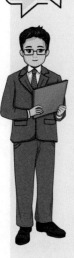

腰痛 腰肌劳损

腰痛是临床常见的症状，常伴有腿部疼痛，也可以放射至腹部。那么，哪些疾病会出现腰痛呢？

慢性腰痛最常见于运动系统疾病，如腰椎骨质增生、腰椎间盘突出症、椎管狭窄、椎管肿瘤、腰肌劳损、强直性脊柱炎等。这些疾病常常是慢性腰痛，反复发作，劳累、久站、久坐运动后可加重，休息后部分可以缓解。除运动系统疾病外，该病还可见于腹盆器官疾病，如泌尿系炎症、结石、肾小球肾炎、妇科疾病和胆石症等。

**临床上常见腰痛如何区分**

腰肌劳损　该病跟职业、工作环境有关，比如久站、久坐，以及持续弯腰干活的人。表现为腰部慢性疼痛，但不放射到下肢，没有坐骨神经痛。这是腰部肌肉和筋膜软组织的慢性劳损，属于运动系统的慢性损伤。

腰椎间盘突出症或者腰椎滑脱　这类疾病一般很严重，往往伴随着双下肢麻木、疼痛、运动受限，甚至出现大小便功能障碍。这些症状往往是由于腰椎间盘退变、突出、膨出、脱出等，压迫椎旁神经所致。同时，还能压迫坐骨神经的分支，导致双下肢的放射痛。

腰部肿瘤　腰椎上长了骨肿瘤或者转移瘤，往往都是恶性肿瘤，也可表现为腰疼。需要到医院去做磁共振、CT、骨扫描等检查，往往可以鉴别。

肾结石　定位往往是在脊肋角上，是腰椎上方和第 12 肋的交界处，腰疼的部位比较偏上，是肾结石或者泌尿系结石所导致，做泌尿系彩超就可以鉴别诊断。

必要的检查手段具体包括：血常规可以用于明确有无感染及严重程度，尿常规和尿沉渣用于明确有无泌尿系感染及血尿来源。泌尿系 B 超可用于明确泌尿系有无结石、梗阻等。腹盆 CT 可用于明确腹盆各脏器情况，尤其是有无泌尿系结石、梗阻等。腰椎的 X 线检查可用于明确有无腰椎骨折，CT 及 MRI 检查可以进一步明确腰椎骨质及软组织病情程度。如果发生腰痛症状建议及时就医，明确诊断，早期治疗。

（武百山）

关键词

脊柱源性疼痛　血管源性疼痛　软组织疾病

# 41. 哪些疾病会出现
# 慢性下肢疼痛

"腿疼"是我们常用来描述下肢疼痛的词语，通常得到的回答为"是不是得腰椎间盘突出症了"。实际上，下肢疼痛的病因有很多。

如果简单认为就是腰椎间盘突出症惹的祸，我们很可能错过最佳诊治时机，甚至有生命危险！现在一起看看可能引起下肢疼痛的常见疾病。

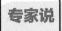

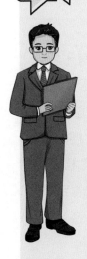

### 脊柱源性疼痛

腰椎间盘疾病多伴随有下肢的疼痛，其中比较常见的是腰椎间盘突出症，该病是由突出的髓核挤压、刺激神经根导致的。然而，没有腰椎间盘突出仍可出现腰和下肢疼痛，即腰椎间盘源性疼痛。此病在坐姿下疼痛剧烈，约一半的患者会出现放射到膝盖下的疼痛，劳累后疼痛更容易加重，听起来是不是很像腰椎间盘突出症？但是影像检查时又没有什么明显的异常，部分患者检查时甚至显示的是正常影像。本病的诊断需要严格的临床标准，有时需要腰椎间盘造影才能明确。很多患者都是在家中按腰椎间盘突出症反复治疗，最后疗效不理想才来就医的。根据病情医生会选择合适的疗法，很多患者在 6~8 周的规范保守治疗后得到明显缓解，效果不佳的可以考虑微创手术。

### 血管源性疼痛

由于血管的退行性、增生性改变，血管壁变硬、失去弹性，从而引起下肢缺血性疼痛。常见的疾病有动脉硬化闭塞症和下肢静脉血栓。动脉硬化闭塞症早期的表现多为肢体麻木、怕冷，酸胀样疼痛，休息后能够缓解的间歇性跛行，再次行走一段距离又会出现跛行，如此反复。此时如果被当作腰椎间盘突出症而忽视病情，很有可能导致不可逆的下肢坏疽，最后导致截肢。下肢静脉血栓在日常生活中更为常见，通常由卧床、久坐、血液高凝等多种因素共同作用所致。当浅静脉受累时，患者多表现为下肢红肿、疼痛，行走时症状加重，有时患者自己会触摸到索状硬条；深静脉血栓多表现为下肢肿胀，皮肤色泽发暗，静脉过度充盈、怒张。深静脉血栓最严重的后果是血栓脱落，这些脱落的血栓可能随血液循环到达肺部，引发肺栓塞，此时患者将面临极大的生命危险。值得注意的是，许多患者甚至以肺栓塞作为深静脉血栓的首发症状，若未能及时识别并治疗，可能会延误最佳救治时机，导致患者死亡。

**软组织疾病**

软组织疼痛，如肌肉扭伤、挫伤等在日常生活中经常出现，经过休息、理疗，外用药物多数能够痊愈。但下肢软组织疼痛病因多样，症状较为类似，常常和其他软组织疾病混淆。比如髂胫束综合征，近年来随着"户外暴走"等运动逐渐流行，发病率有所升高。膝关节反复活动带动髂胫束与股骨外上髁反复摩擦，两者间的滑囊充血、水肿，导致久治不愈的疼痛。患者多表述为膝外侧疼痛，伸腿时加重，完全伸腿后疼痛消失。久治不愈，静养一段时间症状缓解，长时间行走后再次加重。很多患者就诊时，疼痛反复出现多次，甚至出现弹响。导致治疗周期长，患者较为痛苦。

除此之外，带状疱疹也可因病毒破坏下肢神经，导致患者出现下肢疼痛。在带状疱疹早期，可能仅有疼痛，而皮肤症状出现较少或没有异常，这常常导致患者按腰椎间盘突出症保守治疗多日不见缓解。所以，下肢疼痛是疾病的一大信号，并不是腰椎间盘突出症特有的症状，出现下肢疼痛还是要及早就医，针对疾病进行早期诊断和治疗。

（吴大胜）

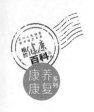

# 42. 为什么
# 腰椎间盘容易退变

腰椎间盘 退变因素 不良习惯

生活中常常听到周围的同事、亲友说自己"腰椎间盘退变"，但这个概念可能较为抽象。腰椎间盘怎么就退变了？退变之后会怎么样？腰椎间盘退变是指纤维环和髓核的含水量逐渐下降，髓核失去弹性，纤维环逐渐出现裂隙，在退变的基础上，又经过生活中的劳损积累及外力作用，导致椎间盘发生破裂，髓核、纤维环甚至终板可能向破裂处突出，严重者可压迫神经产生麻木、疼痛等症状。

**专家说** 腰椎间盘退变的原因

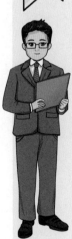

从解剖学角度来说，腰椎间盘由髓核、包裹髓核的纤维环及上下面的软骨终板共同构成。由于该结构仅有少量血液供应，其营养主要经软骨终板渗透获得，一旦损伤很难自行修复。同时腰椎间盘在日常生活中承受巨大的应力，这包括躯干及上肢本身的重量、搬运重物时增加的负荷等，所以积累损伤是日常生活中腰椎间盘退变的主要原因。反复弯腰、扭转等动作极易引起椎间盘劳损，进而加速退变。重体力劳动者因负重大，腰部活动多，腰椎承受更多应力，可在青壮年出现腰椎间盘退变甚至腰椎间盘突出。此外，长期久坐、姿势不正确，也可增加局部纤维环应力，加速退变过程。孕妇在妊娠期间，由于韧带处于松弛状态，腰骶部还要承担胎儿及产妇体重增加的双重负荷，加速退变。先天腰骶部发育异常可改变脊柱正常的应力结构，使椎间盘承受异常的应力，造成椎间盘结构损伤。急性外伤可在短时间急剧增加椎间盘结构应力，诱发退变间盘纤维环破裂，包裹在内的髓核受压向破裂处移动，形成腰椎间盘突出症。

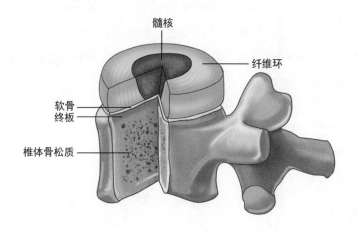

髓核

纤维环

软骨
终板

椎体骨松质

健康加油站

除上述因素外，纤维环含水量下降也与不良生活习惯密切相关。例如，吸烟不仅会导致纤维环进一步缺水退化，还会减少血供，从而减少椎间盘获得的营养，使椎间盘修复能力进一步降低。改善不良习惯，增加锻炼，能够有效延缓椎间盘退变。

（吴大胜）

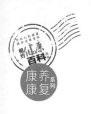

# 43. **下肢感觉异常**
## 通常是由什么病因导致的

下肢感觉异常通常是由各种原因导致的神经纤维受损伤，或者由于维生素 $B_{12}$、叶酸等营养素缺乏所致。造成神经损伤的原因较多，如椎间盘突出症长期压迫脊神经根导致神经脱髓鞘病变，放化疗药物治疗后引起的物理、化学性神经变性，糖尿病周围神经病变，局部创伤后复杂区域疼痛综合征，交感神经营养不良，带状疱疹后遗神经痛所遗留的下肢触痛敏等。

> **专家说** 下肢感觉异常的常见病因

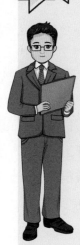

　　医生在为患者明确具体疾病前，要经历一个最重要的过程，即鉴别诊断。因为不同的疾病可能表现为类似的症状。下肢异常感觉多种多样，患者就诊时常见的异常感觉包括疼痛、麻木、无力、肿胀以及痛觉减退等。这些症状可能由多种疾病引起，如下肢疼痛、麻木在临床上多见于腰椎间盘突出症；神经根型颈椎病的患者常有足底"踩棉花"感，部分患者将之描述为足底无力；血管相关疾病，如下肢动脉硬化闭塞症、血栓闭塞性脉管炎，可因缺血表现为逐步加重的疼痛和下肢无力感，部分患者还可出现肢体发凉等异常感觉；糖尿病周围神经病变常导致下肢感觉减退，很多患者在确诊糖尿病周围神经病变后才发现自己已患糖尿病多年。上述疾病仅仅是较为常见的疾病中比较具有代表性的一部分，具体疾病还需要在症状的基础上，结合病史、查体以及各项辅助检查后进一步鉴别诊断，最后明确是哪一种疾病。所以，出现相应症状千万不要随意诊断、治疗。尽快就医，专科医生会通过您的叙述判断疾病，结合相关查体及辅助检查确定疾病。盲目诊断、盲目治疗轻则延误病情，重则因药物、治疗带来的副损伤加重病情或增加新的损伤。

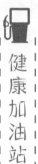

健康加油站

　　在疾病诊断过程中，鉴别诊断是最为重要的一个环节。很多在日常生活中常见的疾病都会有类似的症状，而有经验的医生则会通过疾病表现的症状和体征，逐步缩小疾病的范围，再通过针对性的检验、检查手段，进一步明确疾病及病情轻重，从而构成一个严谨的诊断过程。此外，有时医生也会通过一些简单的治疗手段对疑似疾病进行针对性治疗，并根据疗效做出诊断，即诊断性治疗。

（吴大胜）

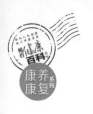

# 44. 腰椎间盘突出症
# **急性期**怎么办

随着生活节奏加快，日常生活及劳动模式的改变，腰椎间盘突出症逐渐呈现年轻化趋势，且首发症状重，不但疼痛剧烈，还多伴有神经根症状。很多患者在就诊时对于腰椎间盘突出症急性期治疗存在误区，认为"只能吃止痛药""休息一段就能好""吃点抗生素"等。规范化的腰椎间盘突出症急性期治疗不但有严格的适应证，而且有多种疗法。通常多种疗法结合治疗，能够迅速缓解症状。

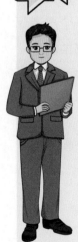

**专家说** "腰痛、腿麻"应及早就医

生活中出现腰痛、下肢麻木感，不能简单地认为自己得了"腰椎间盘突出症"，需要尽早就医，通过医生的问诊、查体以及影像检查明确病因。很多疾病早期均表现为"腰痛、腿麻"，比如腰椎管狭窄症、梨状肌综合征、腰椎滑脱、下肢血管疾病，甚至是脊柱及椎管内肿瘤。有些患者同时出现多种疾病，这些疾病可能形成类似腰椎间盘突出症的症状，这需要临床医生的鉴别，甚至需要多学科共同诊治。明确诊断后，医生会根据具体疾病及患者的一般状态，拟定个体化治疗计划。盲目治疗轻则增加患者病程及治疗支出，重则延误病情，导致错过最佳治疗时机。

**腰椎间盘突出症急性期的治疗**

急性期患者在专科医生评估后，可采取非手术治疗。治疗方式多样，总的来说分为以下几种。

卧床休息　一般严格卧床二至三周，症状减轻后可在腰围保护下逐步下床活动。卧床期间应注意按摩或活动下肢，避免出现下肢静脉血栓。

药物治疗　很多患者在就诊前已应用过一般药物自行治疗，在就诊时需要告知医生服用药物的名称、药物剂量及时间，以便医生调整药物及剂量。常用药物包括非甾体抗炎药、肌肉松弛药、神经营养药等，根据患者情况选定具体药物后单一或联合使用。如患者神经根症状严重，可采用甘露醇等药物静脉输液以减轻神经水肿，从而缓解症状，用药前需评估患者一般状态，避免肾功能损伤等。

中医治疗　祖国医学在急性期治疗中有着独到的经验，包括中药、推拿及针灸治疗等，多管齐下，疗效显著。治疗应由专业医生诊断、评估后进行，避免副损伤。

物理疗法　能够改善局部血液循环、松弛痉挛的肌肉、消除组织炎性水肿，常用疗法如低频、中频、高频治疗仪，红外偏振光、放散式冲击波、牵引疗法等。能够有效缓解疼痛，加速恢复。

神经阻滞疗法　以局部麻醉药物复合糖皮质激素进行周围神经、神经根、硬膜外隙及软组织阻滞治疗，起到消炎镇痛，改善局部血液循环及解除软组织痉挛的作用，对于部分疼痛原因尚未

明确的患者，在诊断性神经阻滞在改善患者疼痛的同时，亦可帮助医生进行鉴别诊断。

经治疗后症状好转的患者，可在医生指导下改变不良生活习惯，逐步增加腰背肌功能锻炼，以达到长期缓解的目的。

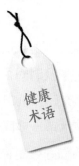

健康
术语

**放散式冲击波**

20 世纪 90 年代末出现的放散式冲击波是一种利用压力波的物理和生物效应进行治疗的技术。目前，该技术常用于慢性软组织疼痛的诊疗，通过能量传导松解肌肉、钙化的同时，还能活化微循环，抗炎、促进生长激素释放，从而达到治疗的作用。除了软组织疾病的治疗外，该技术还可用于骨关节疾病、神经病理性疼痛以及血管源性疾病的治疗中。

（吴大胜）

# 45. 腰椎间盘突出症
## 一定要**做手术**吗

腰椎间盘突出症患者就诊时常有的疑问是："为什么其他患者保守治疗就行，却建议我接受手术治疗？"实际上，腰椎间盘突出症患者是否需要手术，是由严格的适应证经过评估后决定的。下面，让我们一起简单了解一下吧。

**什么样的腰椎间盘突出症需要做手术**

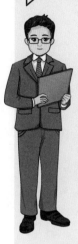

对于诊断为腰椎间盘突出症的患者，经专业医生评估符合以下标准的，可暂不考虑手术治疗：①初次发病，病程较短的患者；②休息后症状可自行缓解的患者；③由于其他系统疾病不能施行手术者；④已有手术指征，但不接受手术的患者。这些患者可先接受规范的非手术治疗，治疗结束后进行复诊评估。当患者的症状得到缓解且疗效满意时，他们可以在医生的指导下接受康复锻炼治疗，并继续观察病情的变化；对于复诊评估疗效较差的患者，医生可能会考虑进一步的手术治疗。此外，也有部分患者初次就诊时即符合手术适应证，此时医生会直接建议患者接受手术治疗，以达到最佳疗效。

手术的适应证包括：①腰腿疼痛症状严重，反复发作，经半年以上非手术治疗无效，且病情逐渐加重，影响工作和生活者；②中央型突出有马尾神经综合征、括约肌功能障碍者，应以急症进行手术；③有明显的神经受累表现者，如受累神经分布区感觉异常，下肢肌力减退或者反射异常等。

**腰椎间盘突出症手术方法**

包括开放手术及微创手术两类。传统开放手术包括全椎板切除髓核摘除术、椎板开窗髓核摘除术等。优点是技术成熟、疗效

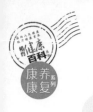

明确，缺点是损伤大，恢复期较长。近年来随着技术不断发展，微创外科手术逐渐普及，包括椎间盘射频消融术、经皮内镜下腰椎间盘切除术、椎间盘化学溶解术等技术。这些手术损伤小，恢复快，对患者日常生活几乎无影响，逐渐被广大患者及医生接受。术前需经医生严格评估责任椎间盘及预后。

髋关节疼痛 股骨头坏死

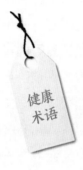

健康术语

**腰椎间盘射频消融**

是指采用电流加速目标组织内的离子运动，产生可控的热量，从而使靶点变性、毁损的技术。对于腰椎间盘来说，这种热作用不但能够使突出的髓核回缩，还能在纤维环破损处起到一定的加固作用，有助于加固椎间盘结构，避免复发。

（吴大胜）

# 46. 为什么要重视**髋部疼痛**

髋关节疼痛范围较大，病因多样，早期易和多种疾病混淆。髋关节急性疼痛常需考虑髋关节骨折可能，慢性疼痛需高度重视股骨头坏死。本病发病率较高，起病隐匿，错过最佳治疗时机不但会增加患者治疗花费，甚至可能遗留终身残疾。

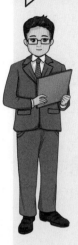

## 专家说

### 髋关节疼痛的常见病因

髋关节本身属于球窝关节，周围有多条韧带附着，使其结构变得复杂。常见的髋关节疼痛疾病包括大转子疼痛综合征、梨状肌综合征、股外侧皮神经炎、臀上皮神经综合征、臀肌筋膜疼痛综合征等。还有一些疾病因疼痛范围大，常常会与髋关节疼痛相混淆，比如骶髂关节相关疾病等。在起病初期，疼痛通常较为轻微，部分疾病还可伴随神经压迫症状，比如梨状肌综合征、臀上皮神经综合征等。如果此时患者出现腰痛、腰酸等症状，极易与腰椎间盘突出症等疾病混淆，造成不必要的误诊误治。特别需要注意的是股骨头缺血性坏死，该病在缺血期疼痛不明显，关节功能基本正常，很多患者因症状不重未能及时就医，错过最佳治疗时机，最终导致股骨头畸形残存，丧失功能。

### 早期股骨头坏死的诊疗

股骨头坏死后果严重，及早治疗能够有效降低致残率。理想治疗应该在早期股骨头塌陷之前采取积极措施，尽可能保护关节功能，终止或逆转退变。其中早期诊断是治疗的关键，这也是为什么要高度重视髋关节疼痛的原因。高危人群包括曾有髋关节外伤、长期饮酒、应用糖皮质激素者。若出现髋部疼痛，并向腰臀部或大腿内侧放射，走路时因疼痛出现保护性跛行，应高度警惕本病，及时前往医院就诊，在医生查体及影像检查下可明确疾病及目前分期。根据病情，医生会选择合适的治疗方案。对于早期治疗，目前包括下列方案。

药物治疗　全身用药，可根据情况给予改善循环药物促进骨营养，非甾体抗炎药缓解疼痛，消除无菌性炎症的破坏等。

神经阻滞治疗　采用局部麻醉药物等进行病变关节腔注射，缓解疼痛，消除炎性反应。

骨髓腔减压术　部分患者骨内压增高，可加速股骨头的破坏，对于这类患者，需要接受骨髓腔减压手术治疗，重建股骨头微循环，为骨修复提供充足的条件。

关节腔内医用三氧注射治疗　将神经阻滞药物换为医用三氧进行关节腔注射，利用三氧来消除股骨头处致炎物质，避免进一步破坏骨质。

避免负重　是早期治疗中重要的一环，过早负重和下床活动会加速股骨头缺血，造成坏死和骨塌陷。

经过医生系统治疗后，疼痛明显缓解，但此时很多患者应避免急于活动，以免前功尽弃，加速病变进展。目前推荐治疗后患者在医生指导下逐步增加床上下肢功能锻炼，下床后扶拐行走3~6 个月，进一步复诊后逐步恢复正常生活。

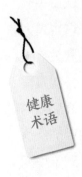

**医用三氧疗法**

是利用臭氧的生物学效应，在人体内清除自由基，调节免疫系统，激活细胞代谢、促进组织修复。经过大量试验及长期观察，医用三氧治疗安全可靠，代谢产物对人体无害。常规治疗包括制备医用三氧直接注射法、制备为医用三氧水外用于病灶及医用三氧自体血回输疗法等。

（吴大胜）

# 47. 出现膝关节疼痛怎么办

膝关节是人体最完善最复杂的关节，在日常生活中承担着负重行走、弹跳等多种功能，所以常常出现急慢性疼痛。膝关节疼痛的诊疗较为复杂，却常常不受患者重视而错失最佳诊疗时间。正确认识膝关节疼痛，是有效治疗的第一步。

**膝关节疼痛的原因**

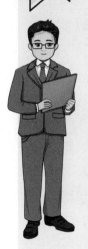

膝关节具有精细的解剖结构，不但有滑膜关节必要的关节面、关节腔和关节囊，还具有许多关键的辅助结构，比如半月板、韧带、滑囊、滑膜皱襞以及脂肪垫等。关节周围还附着有许多肌肉，这些结构共同协作，保持膝关节的正常功能及结构稳定。此外，膝关节还受多支神经的支配。所以膝关节疼痛的病因多种多样。按疼痛位置可分为膝前区疼痛、膝后区疼痛、膝内外侧疼痛及全膝疼痛。病因可包括骨骼疾病、韧带损伤、肌腱损伤、神经性疼痛及退行性病变等。发病年龄可从青少年至老年，且疼痛的性质可分为急性疼痛及慢性疼痛。由于膝关节疼痛的诊断及鉴别较为复杂，对于特定人群如重体力劳动者及运动员等，常由多种疾病共同引发疼痛，诊断常需详细问诊、查体及影像检查后才能明确。对于部分病情复杂患者，可能还需要进行诊断性治疗，才能进一步鉴别。

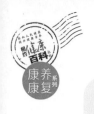

## 膝关节疼痛的常见疾病

多种疾病能够引发膝关节疼痛，在此仅向读者介绍临床中较为多见的疾病。

**韧带损伤** 以前、后交叉韧带及内外侧副韧带损伤多见。近年来随着大家健康意识的提高，运动损伤发生率随之上升，急性韧带损伤多见于明显外伤后，慢性损伤则为损伤后未进行系统治疗，形成粘连及瘢痕所致，可伴有肿胀及压痛。损伤较重，韧带断裂需及时行手术修补。慢性损伤的治疗原则为制动、减轻无菌性炎症及疼痛。如果患者在慢性损伤后出现粘连等后遗症，可考虑行小针刀松解或痛点注射、放散式冲击波治疗等进一步治疗。当膝关节功能恢复正常后，患者需加强力量训练，从而恢复功能水平。

**骨性关节炎** 为中老年人群膝关节疼痛常见病因，常见为原发性骨关节炎，常见症状为活动、负重后疼痛加重，休息后缓解，部分患者可表现为早晨起床或关节静止时疼痛加重，轻度活动疼痛缓解，进一步增加活动量时疼痛复又加重。合并滑膜炎时，膝关节内分泌大量滑液，因压力增高会进一步加重疼痛，有些患者还伴有关节僵硬等情况。所以，治疗的第一步为休息制动，保护关节；在此基础上可结合药物内服、外敷及熏蒸疗法，物理治疗，非甾体抗炎药物，关节腔内药物注射等系统治疗，达到缓解疼痛、维持关节功能的治疗目的，恢复患者膝关节正常功能。必要时可考虑手术治疗，如关节清理术、人工膝关节置换等。

**类风湿关节炎** 女性患者多见，病情控制不佳者常因关节畸形致残。常表现为腕掌指等小关节反复发作的对称性关节炎，肘、肩、膝关节及足趾关节亦可受累。关节炎常表现为晨起僵硬，每次可持续1小时以上。本病治疗需根据具体症状及分期个体化治疗，经专科评估后多种疗法结合治疗。

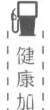

健康加油站

除常见劳损外，肥胖也是膝关节的重要致病因素，超重不但会增加膝关节负重，而且在出现运动损伤时程度也会较正常体重人群更加严重。通过运动减重的过程中也容易因不正确的运动造成膝关节损伤。所以，日常生活中保持体重，在专业人员的指导下适度运动，是延缓骨关节炎发生及发展的重要环节。

（吴大胜）

# 48. 反复出现足跟痛怎么办

许多患者饱受足跟疼痛的困扰，尝试理疗、药物、敷贴膏药等治疗，治疗后疼痛能够缓解，稍加活动疼痛就会复发，久治不愈。现在让我们重新认识一下"不大不小"的足跟痛吧。

足跟痛　个体化诊疗

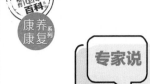

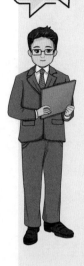

**哪些原因导致足跟痛**

首先，足跟痛不是单独的疾病，而是一系列相关疾病的统称。常见的疾病包括跟骨骨刺、跟腱周围炎、跟骨滑囊炎以及跖膜炎四类疾病，以及症状与足跟痛相似的疾病，比如类风湿关节炎、痛风、跟骨骨髓炎及跟骨结核等，甚至还有错误的治疗方式带来的副损伤疼痛。发病人群覆盖了从青少年至老年的庞大群体。对于久治不愈的足跟痛，需要因病施治，所以足跟痛的诊断及鉴别诊断尤为重要，明确到底是哪种疾病导致的足跟痛，才能选择最适合的疗法。许多患者在发病初期常认为"这是累的，歇歇就好"或"吃点药就过去了"，很容易错过最佳治疗时期，甚至延误其他疾病的诊断及治疗。所以，久治不愈、反复发作的足跟痛更需要广大患者的重视，及时到医院专科就诊，明确诊断、排除更重大的疾病。在医生的帮助下选择合适的疗法治疗康复锻炼，摆脱慢性疼痛的困扰。

**足跟痛的治疗**

由于足跟痛可由多种疾病引起，故治疗方式多种多样。在明确具体疾病后，医生会根据患者日常生活习惯拟定个体化的诊疗计划。如减少以足为主的剧烈活动，对于存在足弓扁平的患者，换穿合适的鞋也有助于分担足弓所受到的张力，辅助治疗；药物治疗包括非甾体抗炎药及中药中的活血化瘀药物；疼痛较重的患者可以在上述治疗的基础上增加神经阻滞治疗，可有效缓解疼痛；物理疗法常包括热疗、偏振光照射等；近年来随着放射式冲击波在软组织疼痛诊疗中得到广泛研究，采用放射式冲击波治疗软组织疼痛取得了良好效果，结合放射式冲击波治疗后，足跟痛病程大大缩短，复发率较低。

部分患者在治疗中不能严格执行诊疗计划，或者发病时间较长，软组织粘连、钙化严重，通过上述治疗仍无法取得良好疗效，就需要考虑手术松解或切断病变肌腱、软组织。为避免患者经受手术的痛苦和漫长恢复期，目前更主张足跟痛的及早诊治。

（吴大胜）

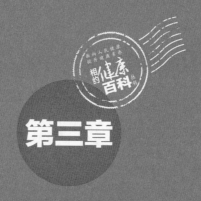

# 第三章

# 常见的慢性疼痛疾病

# 一

## 风湿痛与
## 软组织疼痛

# 1. 为什么早上起床时会感到
# 关节发紧、僵硬

晨起后关节发紧、僵硬、活动不灵的现象被称为"晨僵"，最常见于手、脚的小关节，膝关节、髋关节也可以出现。由于病因不同，晨僵的持续时间各异。晨僵的原因是睡眠时活动减少，受累关节周围组织出现渗液或充血水肿，从而引起肌肉组织紧张、僵硬不适。而随着晨起活动后肌肉收缩，水肿液被淋巴管和小静脉所吸收，晨僵也会随之缓解。正常人出现晨僵，多因受寒、受潮、身体缺水、睡觉姿势错误等因素引起。老年人由于关节软骨的磨损，也会导致晨起时关节的僵硬。如果晨僵的次数、程度逐渐增加，甚至出现关节肿痛的情况，很有可能与风湿免疫疾病或骨科疾病有关，考虑强直性脊柱炎、骨关节炎、系统性红斑狼疮、腕管综合征、肌纤维组织炎等疾病，需引起重视。

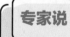

晨僵的原因较多，正常人偶尔晨僵一般会很快缓解，但如果连续出现晨僵应该到专科就诊。晨僵的缓解时间具有重要提示意义。如果晨僵在起床活动后几分钟内（一般不超过十分钟）很快得到缓解，考虑骨关节炎等非免疫系统障碍性疾病可能大。如果晨僵在起床活动后半小时或更长时间才能够缓解，应充分考虑风湿免疫类疾病，需要积极进行相关检查。无论哪种晨僵，都要重视，争取明确其病因并进行针对性处理和必要的医疗干预。

关键词

晨僵　非甾体抗炎药　生活方式干预

健康加油站

除了非甾体抗炎药治疗，我们也可以通过生活方式干预改善晨僵症状。比如睡觉时，用枕头或其他物件支撑关节从而减少关节压迫。每日晨起后在床上进行握拳动作或双手浸泡温水 20 分钟。定期适当的进行身体活动尤其户外运动，如晨起伸展、瑜伽、游泳、散步、力量训练等，可以增加身体的灵活性，改善运动范围，减少关节的疼痛和僵硬。也可以由专业医生针刺调节晨僵关节和软组织，促进局部血液循环，放松肌肉、关节、韧带。另外，体重过重会增加关节的负担，特别是对膝盖和髋关节。通过保持健康的体重，我们可以减轻关节的压力，减少晨僵的发生。

（陶高见）

# 2. 为什么人们常说**风湿病**比**天气预报**还准

风湿病最典型症状就是关节疼痛，在阴天、下雨时尤为明显，所以很多人一到阴雨天就全身酸痛。随着时间的延长，疼痛感还会加重，甚至可能诱发其他疾病，严重者，患关节炎的部位还可能会出现红肿、胀痛、关节变形等情况。出现这种现象的原因是湿度增高、寒冷导致关节神经的敏感性增强，血流变慢，血液中或滑液中的纤维蛋白原增多，黏稠度增高，加大了关节活动的阻力，因而关节疼痛加重。另外，下雨的时候，寒气容易侵入人体内，身体就容易受凉，这就会使得组织内的血管出现收缩、血液的流通也会受到阻碍，身体对疼痛的耐受力也会跟着下降。尤其是对于老年人来说，体内的骨质和钙质在逐渐地流失，骨密度降低、骨头变脆变薄，更容易出现疼痛。在中医理论中，风湿病的主要病因是患者体质虚，或因肝肾不足，或因阳气虚衰，导致风寒湿热邪侵袭人体。气候变冷或阴雨时，容易阻滞气血的运行，不通则痛，所以关节疼痛的症状会加重。因此，一到风雨天气，类风湿关节患者就会收到"信号"，被迫当起了"气象台"。

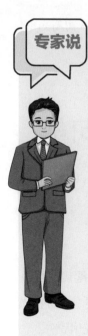

**专家说**

阴雨天气引起包括关节在内的慢性疼痛部位疼痛加重是生活中的常见现象，对患者生活质量带来明显甚至严重影响。一方面，针对慢性加重的疼痛，要积极给予相应治疗措施，如使用局部和全身镇痛药物。这些药物包括非甾体抗炎药、抗惊厥类药甚至阿片类药。治疗的措施还有物理治疗、局部阻滞治疗（类固醇、臭氧和富血小板血浆等），可以缓解疼痛，提高生活质量。另一方面，阴雨天疼痛加重的机制并未完全明确，但此种现象通常说明患者疼痛位置存在慢性炎症，我们需要进一步明确引起慢性炎症的病因，包括风湿免疫类疾病、慢性损伤和严重退行性疾病如骨关节炎、骨质疏松症等乃至动脉硬化闭塞症等缺血性疾病。根据上述病因，相应采取进一步治疗和健康干预。

关键词

膝关节痛　髌骨软化　强直性脊柱炎

针对如何预防风湿寒邪侵袭，减轻风湿骨病带来的病痛困扰，有四点值得注意。①穿衣要干：雨水中寒气较重，不得已淋雨后要及时更换衣服；②床被要暖：阴雨天，睡觉要盖好床被，防止身体遭受潮气的侵袭；③保持环境干燥：生活起居，工作环境要干燥温暖，天气晴朗的时候，要经常通风、晒太阳；④忌冷水浴：运动后切忌冷水浴，因为人体在运动过之后，浑身的毛孔会被打开，这时候一旦淋冷水浴、冲冷水澡，寒气就会侵袭到人体，给患者身体增加负担。

（陶高见）

# 3. 为什么**年纪轻轻**也可能出现**膝关节疼痛**

　　膝关节疼痛是临床常见问题，而且年轻人出现膝关节疼痛的比例甚至有所增加。年轻人膝关节疼痛的原因多种多样，包括生活方式、运动不当、遗传因素和其他潜在的健康问题。首先，运动损伤、过度使用或不适当的运动姿势可能导致膝关节疼痛，包括运动员的过度训练、跑步、跳跃和其他高强度活动。其次，髌骨不正常的发育或者髌骨软化症，也常导致青少年膝关节疼痛不适。另外，自身免疫性疾病，如类风湿性关节炎、强直性脊柱炎等，在早期可能仅表现为滑膜炎症，引起膝关节疼痛和肿胀，随着病程延长，病变便可以引起关节软骨甚至全关节的破坏。

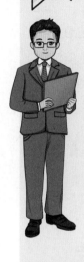

**专家说**

"四十岁前人找病"，很多年轻人膝关节疼痛是由于运动不当导致的膝关节损伤。常见的原因有运动前缺乏热身，篮球、足球等运动中过于激烈的对抗性动作，或者过长时间或超负荷运动，尤其是长时间缺乏运动后突然超量运动就更容易出现运动损伤。同时，超重、缺乏锻炼尤其户外运动会加重关节损伤的风险。膝关节疼痛既可能是关节周围软组织损伤，也可能是关节软骨和骨损伤。一旦出现关节疼痛，急性期要制动、理疗，适当给予镇痛、保护软骨和改善循环等药物和措施，严重损伤的还有可能要手术治疗。部分年轻人维生素 D 明显缺乏，需要积极补充。预防膝关节疼痛要注意改变生活工作方式、提高运动保护和适当营养补充等。

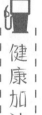

健康加油站

随着现代工作生活方式的影响不断深入，缺乏运动和不健康的饮食习惯造成的肥胖人群不在少数。研究发现，肥胖是人体多种严重疾病的基础，也是易造成膝关节痛发生的原因之一。适当的控制体重有助于防治膝关节痛。另外，运动时选择有弹性的软底鞋，可以减少膝关节所受的冲击力，避免膝关节发生磨损，建议减少跳跃等剧烈运动。慢走有利于软骨的代谢及

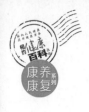

防止肌肉失用性萎缩，慢走时要注意走路和劳动的姿势，避免只用单只脚着地。对于从事半蹲位工作或弯腰负重站起工作的人员，工作时间不宜持续过长，也要经常变换姿势，防止膝关节固定一种姿势而用力过度。自行车运动很少损伤膝盖，但竞速和山地除外；骑车时要调好车座的高度，以两脚蹬在脚蹬上、两腿能伸直或稍微弯曲为宜。天气寒冷时运动应注意膝关节的保暖，必要时戴上护膝。而已经诊断相关疾病的患者应减少上下楼梯、登山、久站、提重物等动作，避免膝关节的负荷过大而加重病情。

（陶高见）

## 4. 关节疼痛就一定是风湿病吗

关节疼痛在生活中特别常见，尤其是老年人。我们通常可能会把关节疼痛与风湿类疾病联系起来，但实际上，关节痛只是一种症状，而不是特定的疾病。多种因素可能导致关节痛，包括骨折、扭伤、炎症性关节病、感染、骨性关节炎、代谢性疾病、肌肉或软组织问题、神经性疼痛，以及一些其他自身免疫性疾病如系统性红斑狼疮、干燥综合征、强直性脊柱炎等。在面对关节痛时，我们应充分了解其可能的原因，以便得到及时和准确的治疗。

对年轻人，导致膝关节疼痛的最常见原因是运动损伤；而中老年人群中，引起膝关节疼痛的疾病除风湿免疫类疾病外，最主要的病因是退行性疾病，即骨关节炎。此外，外伤、肿瘤、代谢性疾病、骨质疏松甚至无菌性股骨头坏死也都会引起膝关节疼痛，因此，对膝关节疼痛，我们不能简单归因于风湿病，而应全面考虑，详细分析，明确病因后采取相应治疗和干预措施。

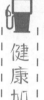

健康加油站

关节疾病是一个逐渐发展的过程，多数的关节疼痛的患者，早期因为疼痛不是很严重，因此往往忽略该症状，自认为可能是因为缺钙引起的，于是会选择一些补钙的方法或者吃镇痛药的方法，结果没能对症下药，反而掩盖了病情。也有的患者认为关节疼痛就是类风湿性疾病，进而服用相关药物，却加重了病情。所以，如果出现关节疼痛，一定要去医院及时就诊，以防耽误最佳诊疗时间以及错误治疗。

（陶高见）

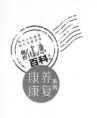

# 5. 为什么经常觉得全身广泛性肌肉和关节疼痛

关键词

全身性疼痛　纤维肌痛综合征　抑郁焦虑

经常觉得全身广泛性肌肉和关节疼痛，可能与以下疾病有关，如纤维肌痛综合征、类风湿性关节炎、系统性红斑狼疮、慢性疲劳综合征、甲状腺功能亢进、感染性疾病、抑郁症和焦虑症。其中，纤维肌痛综合征是一种以慢性广泛性肌肉骨骼疼痛为特征的疾病，经常伴有疲劳、睡眠障碍、晨僵以及认知障碍、抑郁和焦虑等精神症状，患者常存在广泛的压痛点，这些压痛点存在于肌腱、肌肉及其他组织中，往往呈对称性分布。一些纤维肌痛综合征患者可同时患有某种风湿病，这时临床症状即为两者症状的交织与重叠。所以，如果经常感到全身广泛性的肌肉和关节疼痛，建议尽早就医，进行全面的检查以明确诊断。

纤维肌痛综合征分为原发性和继发性两类，通常纤维肌痛综合征不是一个独立的诊断，而是继发于其他疾病如风湿免疫类疾病、代谢性疾病、严重骨质疏松、感染性疾病甚至躯体化表现。全身广泛性肌肉和关节疼痛，除尽可能明确病因并进行针对性治疗外，还应注意疼痛本身的影响，积极控制疼痛和不适，以提高生活质量。

由于纤维肌痛综合征不伴有明显器官受累和常规化验检查的异常，一度被认为是风湿免疫科的神经官能症。患者在深受全身疼痛困扰的同时，经常不被当作"患者"来看待，更得不到相应的医疗帮助，甚至陷入"疼痛 - 睡眠障碍 - 抑郁 - 疼痛加重"的恶性循环中。因此，纤维肌痛综合征患者需要在专科医生指导下进行综合治疗和个体化治疗。除了药物治疗外，非药物治疗也非常重要，比如紧张、压力是病情持续及加重的重要因素，需及时调整；定期有氧运动可缓解纤维肌痛综合征患者的疼痛症状和改善肢体功能。此外，行为认知治疗、物理治疗（针灸、水疗）等其他非药物治疗，也是纤维肌痛综合征患者可用的治疗方法。

（陶高见）

关键词

风湿痛　骨质疏松　治疗

# 6. **风湿痛**的主要**表现**是什么

风湿痛常常表现为四肢关节和肌肉的游走性疼痛、红肿、发热，常累及膝关节、踝关节、腕关节等，且常常在天气转凉或是在下雨前发作。在晨起时可感觉到关节有明显僵硬感，在风湿痛

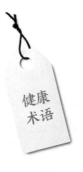

健康术语

**游走性疼痛**

游走性疼痛多发生于风湿性关节炎和类风湿性关节炎，全身关节轮换着疼痛称为"游走性疼痛"。

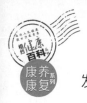

发作时还可伴有肌肉酸痛、全身乏力、食欲缺乏、体温升高等症状。

　　严格说风湿痛不是一个准确的医学术语，狭义的风湿痛是指风湿性多肌痛，而广义的风湿痛指风湿免疫类疾病相关的疼痛，并可扩大至疼痛位置不固定、累及较多部位和较大范围的疼痛。因此，疼痛原因并不仅仅限于风湿免疫类疾病，还包括部分骨质疏松、全身代谢性疾病和软组织疾患等。其治疗也包括病因性治疗和对症处理，以控制疼痛。

健康加油站

　　风湿痛的症状可能包括红肿、疼痛、发热、僵硬等，所以在出现关节痛的时候，应注意辨别只是普通疼痛，还是风湿痛，以避免药不对症。对于风湿痛的治疗，可能包括药物治疗和关节镜治疗。同时，患者也应注意做好各种护理。风湿痛的患者应保持居住房屋通风、干燥，保持室内的空气新鲜，被子及被单要保持温暖干燥。在饮食方面，应以高蛋白、高热量、易消化的食物为主，少吃生冷、辛辣等刺激性食物。纠正患者的不良姿态和体位有利于以后的恢复，避免因不正确的体位而影响到患者以后的正常生活活动。另外，风湿痛的患者应进行功能锻炼护理，多进行关节活动，避免出现关节僵硬、肌肉萎缩的情况。通过锻炼可增强体质，改善血液循环，恢复关节的功能，有利于身体早日得到康复。风湿痛是比较难治且顽固的，所以只是进行服药治疗，是很难达到满意的效果的，所以应进行辅助治疗。主要辅助疗法有传导热疗法、敷贴疗法、按摩和针灸疗法、外搽疗法、药液穴位注射疗法等多种疗法。

（陶高见）

# 7. **软组织疼痛**只是因为**过度使用**或**疲劳**吗

软组织是指人体的筋膜、骨骼肌、韧带、关节囊、骨膜、脂肪结缔组织等。这些组织在受到外力作用下，发生机能或结构的异常，为软组织损伤，临床表现为疼痛、功能障碍、肌肉痉挛、关节僵硬、关节囊萎缩、肌肉萎缩、神经肌肉粘连、畸形等。软组织疼痛可由多种原因引起。①由过度使用或疲劳所引起，如长时间缩头佝背伸肩坐在电脑旁，长时间半躺半卧看书或看电视等。②外伤造成的软组织扭挫挤压伤等。有些不适当的体育锻炼也会造成运动损伤，如不得法的倒立、翻筋斗等。③现代人活动量减少，软骨出现退变，甚至出现断裂、脱出而引起软组织疼痛。④软组织受到风寒湿的刺激，局部肌肉痉挛、血流凝滞，导致疼痛。所以，软组织疼痛不只是因为过度使用或疲劳所引起。

专家说

软组织疼痛主要是一种症状，其概念广泛，既包括由于过度使用或疲劳导致的局部或全身软组织损伤或劳损，也包括由全身性疾病导致的软组织疾患，如风湿免疫类疾病、代谢类疾病、骨质疏松等。慢性软组织疼痛可以构成独立的疾病，如纤维肌痛综合征。对于常见的软组织疼痛，如腰肌劳损，我们还需要考虑可能的椎间盘因素和小关节因素。

健康加油站

软组织疼痛对人体的危害不容小觑，轻则疼痛难熬，重则可丧失劳动能力和生活自理能力。因此，它与癌症、冠心病等疾病一样，被列为世界性的重大研究课题。软组织疼痛可发生于从出生到老年的各个年龄段，因此平时要有意识地自我保护。首先，要养成良好的生活习惯，包括良好的学习、工作姿势。不宜长时间固定某一姿势，从事低头伏案工作性质的人员应有间隔活动休息时间。平时要防止闪挫伤。避免头颈负重物，坐车时不要打瞌睡；注意劳动姿势，避免过度负重。还要注意科学锻炼、预防运动损伤。其次要保持正确的睡姿，颈部应枕在枕头上，不能悬空。有腰痛病史者宜睡硬板床，减少椎间盘承受的压力与刺激。另外，还要注意保暖，加强锻炼，注意饮食营养结构，避免过度劳累，保持良好的心态。

（陶高见）

# 8. 为什么**青少年**也会
# 腰背疼

青少年腰背痛是一个在世界范围内日益严重且亟待关注的健康问题，随着年龄增长或青春期发育，患病率也在逐年增加。青少年出现腰背疼痛可能存在多种原因。首先，在青春期，青少年经历快速的身体生长和发育，骨骼生长可能快于肌肉和韧带，导致牵拉痛，引起腰背疼痛。其次，长时间保持不良的姿势，不正确的运动技巧、过度运动，也可能导致腰椎和背部肌肉的不适和疼痛。另外，一些疾病也会导致腰背疼痛，如脊柱侧弯、强直性脊柱炎、腰椎间盘突出等。

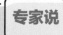

事实上，青少年腰背痛并非少见，甚至随着现代生活工作节奏的加快，青少年腰背痛发生率有明显升高趋势。主要的原因包括长时间保持同一姿势、缺乏运动尤其户外运动、摄入营养过剩导致的肥胖和精神压力增加。运动损伤则是导致青少年腰背痛的传统因素。

健康加油站

预防青少年腰背痛的关键是采取一些良好的生活习惯和注意脊柱健康。参与适度的体育锻炼、保持健康的体重对于维持脊柱健康很重要，特别是核心肌群的锻炼。保持均衡饮食，有助于维持骨骼和关节的健康。应避免使用过大或过重的书包，尽量使用双肩背

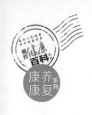

包，肩带应该宽而有足够的垫衬，以减轻背部的负担。平时应维持正确的坐姿和站姿，避免长时间坐立，学习或使用电脑时，确保书桌和椅子的高度适中，以减轻颈部和腰背的压力。

如果青少年腰背疼痛持续或加重，建议尽早到医院就诊，排除潜在的健康问题，获得有效的建议及治疗。

（陶高见）

# 9. 为什么有时**吃海鲜喝啤酒**会**加重疼痛**

海鲜、啤酒是许多人们喜爱的食物，也是现代餐桌上常见的搭配食材。然而，很多人在享用它们之后却会出现某些身体部位的不适现象，甚至发生严重的疼痛反应，这在临床上并不少见，而且往往影响人体的正常机能、干扰人们的工作和生活。

**痛风人群可以吃海鲜喝啤酒吗**

痛风是由于嘌呤代谢紊乱和体内尿酸含量过高导致尿酸盐沉积于组织或器官引起的一组临床综合征，

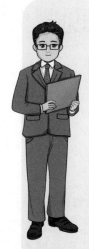

最常见者为痛风性关节炎。海鲜和啤酒中都含有大量的嘌呤，它们可以在体内代谢为尿酸。因此，食用这些含嘌呤高的食物可能会导致人体尿酸水平升高，增加痛风发作的风险。除了含有嘌呤外，啤酒中的维生素 $B_1$ 能够促进嘌呤转化为尿酸，导致体内尿酸迅速增加。此外，酒精会降低尿酸的排泄速度，进一步增加发生痛风的可能性。因此，痛风者应当避免食用海鲜和啤酒。

**吃海鲜喝啤酒还可以引起哪些疼痛反应**

对海鲜（如虾、蟹、贝类）过敏的人在摄入这些食物后可能会出现过敏反应，并可能导致皮肤刺痛、胃肠不适，或导致其他身体部位（例如关节或肌肉）疼痛。

还有一些消化功能存在缺陷的人，因为难以消化海鲜或啤酒中的特定成分，比如脂肪、蛋白质或酒精，可能会引起腹部不适，如腹痛、胃痛或其他消化问题。

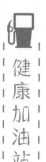

健康加油站

## 不同人对海鲜和啤酒的反应不太一样

对大多数人而言，适量食用海鲜和饮用啤酒通常是安全的。然而，对于有特定健康问题的人，最好是减少或避免这些食物的摄入，比如痛风患者、对海鲜过敏者，以及存在消化功能缺陷的人。

（王志剑）

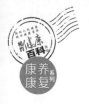

# 10. 为什么**超重**患者出现 **膝盖痛**应该引起重视

身体质量指数（body mass index，BMI）又称为体重指数，是常用来衡量体型胖瘦的参数，它是通过体重（kg）除以身高的平方（m$^2$）计算得来。当BMI为25kg·m$^{-2}$或以上时，通常认为体重超重。超重患者常会出现诸多健康问题，可涉及人体的各大系统，其中就包括肌肉骨骼系统。

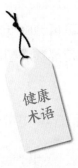

健康术语

**膝关节骨性关节炎**

属于常见的慢性关节疾病，其主要病变是关节软骨的退行性改变和继发性骨质增生，又称为骨关节病、退行性关节炎、增生性关节炎和肥大性关节炎。

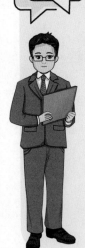

**专家说** 超重患者为什么要警惕出现膝盖痛

膝关节是人体最重要的负重关节之一。超重或肥胖增加了膝关节承受的压力。这不仅会加速关节的磨损，也增加了骨关节炎等关节疾病的风险。

膝盖痛可能是关节早期病变的迹象，如果不加以重视和治疗，可能会进一步导致关节损伤和功能丧失。

同时，膝盖痛可能导致行走时步态不正常、行动不便，甚至降低生活质量。对于超重的人来说，这会使锻炼和日常活动变得更加困难，影响体重控制，进而形成一个难以打破的恶性循环。

由此，如果膝盖周围的肌肉和韧带得不到足够的锻炼，肌肉可能会逐渐萎缩，而韧带的柔韧性也会下降。这些变化会影响膝关节的稳定性和灵活性，进而影响其承重能力和运动功能。

此外，超重患者的膝盖痛可能还与其他健康问题有关。例如，肥胖伴糖尿病骨关节病、肥胖伴痛风性骨关节病。当超重的人开始感到膝盖痛时，这不仅是膝关节的问题，还是一个健康出现问题的危险信号。

## 超重患者出现膝盖痛应当如何处理

如果出现膝盖痛，这可能是身体发出的警告，提示我们需要关注潜在的炎症问题，同时也提醒我们需要全面检查和评估我们身体的整体健康状况。

为了提高整体健康并提升生活质量，我们需要调整饮食习惯，增加合适的体育活动，并在必要时寻求专业医疗建议和帮助。一般来说，早期通过生活方式干预或药物治疗的方法减轻体重，可明显改善疼痛症状。

（王志剑）

# 11. 风湿性关节炎和痛风
## 引起的关节疼痛有哪些不一样

风湿性关节炎和痛风都能引起关节疼痛，但它们的病因、症状特征和治疗方法都有很大不同。

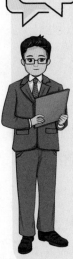

**专家说**

风湿性关节炎是风湿热的主要表现之一，由 A 族链球菌感染引起，发病迅速，主要表现为急性发热和关节疼痛，疼痛通常是游走性的，会影响多个关节。

痛风通常是由体内尿酸水平过高引起的，其典型症状是夜间或清晨突然发作的关节剧痛，单侧第 1 跖趾关节最常见。受累关节可能会出现明显的红肿热痛，甚至轻微的触碰也可能让人难以忍受。

风湿性关节炎的治疗通常包括使用抗生素和抗炎药，而痛风的治疗则着重于降低尿酸水平和缓解急性发作。

健康加油站

关节疼痛是临床常见的一类症状，引起关节疼痛的原因有很多，比如损伤、退变、感染、自身免疫、代谢性疾病等，当机体出现关节疼痛后，首要的是观察和分析关节疼痛的具体特点，通过进一步的诊查以明确诊断，最后给予相应的处理措施。所以，如果出现关节疼痛，应当及时去医院寻求专业的诊治，避免盲目的或不恰当的治疗进一步加重关节损伤。

（王志剑）

关键词

运动　瑜伽　软组织疼痛

# 12. 通过哪些运动可以
# 缓解一些软组织疼痛

软组织疼痛是指由肌肉、韧带、筋膜、肌腱、滑膜、脂肪和关节囊等组织损害引起的疼痛，多为急性损伤或慢性劳损后所致软组织无菌性炎症、纤维组织增生、炎性组织粘连、变性和

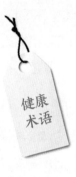
健康术语

**运动疗法**
也称医疗体育，是利用机体的各种功能练习和体育运动来治疗疾病与创伤及促进机体康复的方法。

挛缩。通过某些运动方式（主动或被动运动）可以改善全身或局部血液循环，促进组织新陈代谢，解除软组织痉挛，延缓软组织退行性改变，可能有助于缓解部分慢性软组织疼痛。

**专家说**

### 瑜伽如何缓解疼痛

瑜伽通过增强肌肉、提高柔韧性、改善血液循环和姿势，以及促进深层放松，有效帮助缓解疼痛。它的伸展动作可以减少关节压力，而呼吸和冥想练习则

帮助减轻心理压力，促进身心放松。

### 游泳如何缓解疼痛

游泳时借助水的浮力能显著降低关节和肌肉的压力，使关节活动更轻松。游泳还能增强肌肉力量，促进血液循环，这有助于加速疼痛区域的恢复过程，从而有效缓解疼痛。

### 太极拳如何缓解疼痛

太极拳源自中国的古老武术，通过其缓慢、平稳的动作帮助减少关节压力，同时增强和改善肌肉柔韧性，从而缓解疼痛。它还可结合深呼吸和冥想，有助于身心放松，减轻因压力引起的疼痛。此外，太极拳的练习还能改善血液循环和身体平衡，进一步促进身体的整体健康和愈合。

### 伸展运动如何缓解疼痛

伸展运动可以通过放松紧张的肌肉，增加关节的活动范围和改善血液循环来帮助缓解疼痛。

（王志剑）

你知道这些缓解疼痛的方法吗

二

# 神经病理性疼痛

# 13. 什么是**神经病理性疼痛**

**关键词**

神经病理性疼痛 特殊药物

为了正确认识和有效处理疼痛，临床上对疼痛进行了多种分类，比如急性疼痛和慢性疼痛、躯体痛和内脏痛等，而根据疼痛的病理学特征则分为伤害感受性疼痛和神经病理性疼痛。

**专家说** 神经病理性疼痛是如何产生的

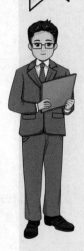

与普通的伤口或炎症等引起的伤害感受性疼痛不同，神经病理性疼痛是一种由神经系统的损伤或病变引起的特殊类型疼痛。神经病理性疼痛可能由多种原因引起，如外伤、手术、糖尿病、带状疱疹和多发性硬化症等。

**神经病理性疼痛具体表现如何**

神经病理性疼痛患者往往感受到针刺、刀割、烧灼、抽搐或电击样的疼痛，又或是麻木、蚂蚁爬行、虫咬或痒感，常表现为间歇发作性痛，也可表现为持续性痛，可以是自发痛，也可以是诱发痛，有时即使是轻微的触碰，如衣服摩擦皮肤，也可能导致剧烈疼痛产生。

**治疗神经病理性疼痛的方法**

治疗神经病理性疼痛比其他类型的疼痛相对更复杂，通常需要使用特殊的药物，如抗癫痫药或抗抑郁药，以及联合神经阻滞治疗、神经调控治疗和其他疼痛管理方法。

（王志剑）

# 14. 为什么**带状疱疹**会导致疼痛

带状疱疹是由潜伏在脊髓背根或脑神经节内的水痘 - 带状疱疹病毒经再激活后所致的感染性疾病，临床常表现为沿神经支配区域分布的丘斑疹和水疱并伴随疼痛。

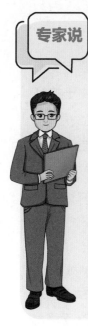

**专家说**

带状疱疹导致疼痛的主要原因是水痘 - 带状疱疹病毒的重新活化和随之而来的神经系统炎症。几乎所有曾经患过水痘的人都会携带这种病毒，因为水痘康复后，病毒并不会完全从身体消失，而是会在神经系统中处于休眠状态。在某些情况下，比如当我们的免疫系统因年龄增长或合并疾病或其他原因而变得较弱时，这种病毒可以重新变得活跃，通常会在身体单侧的一个区域，如胸背部、腰腹部、头面部和四肢等，形成带状分布的皮疹，并产生相应区域的疼痛。

（王志剑）

# 15. 为什么带状疱疹痊愈后仍然残留不能缓解的疼痛

带状疱疹　神经损伤

　　带状疱疹的临床表现主要包括疱疹和疼痛两方面，当疱疹消退愈合后，仍然存在疼痛持续时，即可称之为带状疱疹后神经痛，这是带状疱疹最常见的并发症，属于复杂的神经病理性疼痛。

**专家说** 带状疱疹痊愈后为什么还会神经痛

　　带状疱疹患者在疱疹痊愈后仍有疼痛主要与受累神经遭受的损伤有关。即使皮疹消退愈合，由于神经损伤的存在，患者仍可产生持续的疼痛。在高龄患者、低抵抗力人群（如合并肿瘤、糖尿病、长期使用免疫抑制剂者）、部分特殊部位（如头面部、会阴部和四肢）患者和急性期带状疱疹治疗不规范者往往更容易形成带状疱疹后神经痛。

**如何防范带状疱疹患者出现后遗神经痛**

　　一旦发生带状疱疹后神经痛，临床对其进行治疗相对棘手，因此，应当强调针对急性期带状疱疹的及时诊断和规范治疗，尤其不能只处理皮肤病变，而应当尽早联合规范的抗病毒、镇痛和神经调控修复治疗，这样不仅能减轻患者急性期的症状并促进其康复，还有助于防止后遗神经痛的发生。

（王志剑）

# 16. 带状疱疹后**神经痛**可以**痊愈**吗

带状疱疹后神经痛是最常见的感染后神经病理性疼痛，属于临床常见病、多发病，一旦发生往往对患者及其家庭造成显著的痛苦和沉重的负担，其具体发病机制目前尚未明确，当前的治疗方法虽然多样但都有局限。

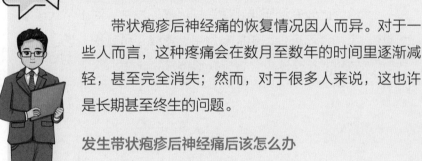

**带状疱疹后神经痛的预后如何**

带状疱疹后神经痛的恢复情况因人而异。对于一些人而言，这种疼痛会在数月至数年的时间里逐渐减轻，甚至完全消失；然而，对于很多人来说，这也许是长期甚至终生的问题。

**发生带状疱疹后神经痛后该怎么办**

带状疱疹后神经痛患者应当尽早到疼痛专科就医，并遵循医生的指导进行规范的疼痛治疗和管理。当前的治疗方法包括口服药物（如普瑞巴林、加巴喷丁、曲马多）、局部镇痛贴剂（如利多卡因贴剂）、神经阻滞术、射频镇痛术以及神经电刺激术等，临床上往往会联合多种治疗手段以期获得更好的疗效。

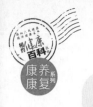

尽管目前诸多的治疗方法可能无法完全消除患者的疼痛，但仍有助于减轻其疼痛程度，提高其生活质量。因此，该病的治疗目标是尽量控制疼痛并提高患者的生活质量。

关键词

健康加油站

带状疱疹是临床常见病、多发病，它并非只是单纯的皮肤疾病，而是一种可引发神经损伤的感染性疾病。该疾病存在出现后遗神经痛的风险。一旦出现带状疱疹后神经痛，往往会给患者及其家庭带来显著的痛苦和沉重的负担，且治疗起来也颇为棘手。因此，在带状疱疹急性期，我们不应只关注皮肤病变，而更应当积极处理疼痛因素和神经病变。这时，前往疼痛专科进行规范的诊疗比较有利于防止后遗神经痛的发生。对于带状疱疹后神经痛患者，更应当尽早到疼痛专科就医，通过疼痛专科的综合治疗，有望获得较好的疗效。

（王志剑）

**带状疱疹 疫苗接种 神经痛**

# 17. 带状疱疹可以

# **打疫苗预防**吗

带状疱疹是当人体免疫力降低时，潜伏在体内的水痘 - 带状疱疹病毒重新复制激活，皮肤可见条带样分布的皮疹和水疱，同时伴有令人难以忍受的神经痛（比如烧灼样、电击样、针刺样的疼痛感）。

　　面对带状疱疹带来的伤害，疫苗接种是最有效的预防途径，带状疱疹疫苗可诱导人体发生免疫反应从而产生保护性抗体，同时又没有病毒的危害性，相对来说比较安全。所以中老年（≥50岁）并且免疫功能正常的人群推荐接种带状疱疹疫苗。

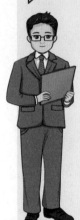

### 得过带状疱疹还需要打疫苗吗

　　可以打，带状疱疹不是一辈子只得一次，得过带状疱疹后仍有可能再次感染，而接种疫苗可以预防带状疱疹复发和再发。

### 国产疫苗和进口疫苗有什么区别

　　国产疫苗属于减毒活疫苗，一般只打一针；进口疫苗属于重组疫苗，一般要打两针，中间需间隔2~6个月；进口疫苗价格较国产疫苗高。

### 哪些人不适合接种带状疱疹疫苗

　　处于带状疱疹急性感染期、有免疫功能缺陷和免疫抑制疾病的人群不推荐接种带状疱疹疫苗。有急性症状的人群（如发热、慢性病急性发作等）应该延缓接种；妊娠期和哺乳期的女性应该延迟接种。

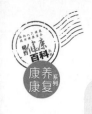

**带状疱疹预防建议**

对于带状疱疹来说，预防大于治疗，最为有效的手段就是接种带状疱疹疫苗，提高对病毒的防御能力。此外，带状疱疹并非只针对老年人，经常熬夜、抽烟酗酒、工作压力大、缺乏锻炼的年轻人也有可能成为易感人群。因此，预防带状疱疹还要拥有健康的生活方式，如保持营养均衡、适度锻炼、保持心情愉悦和良好睡眠，通过增强免疫力预防带状疱疹的发生。

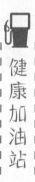

健康加油站

## 得了带状疱疹应警惕发生
## 带状疱疹后神经痛

带状疱疹从表面上看是一种"皮肤病"，其实更为严重的是病毒感染所导致的神经损伤，由此带来的神经痛让人吃不好睡不着，影响工作和生活。如果没有早期接受正规治疗，急性疼痛还会转变为慢性疼痛，也就是带状疱疹后神经痛，此时疼痛会长期存在，可达数年甚至数十年。

所以得了带状疱疹，尤其是老年人和免疫力低下人群，一定要尽早进行正规的抗病毒、镇痛、保护皮肤创面、营养神经等治疗，最大限度地预防慢性疼痛的发生，可就诊的科室有皮肤科、疼痛科。

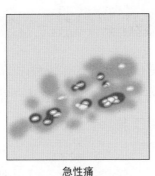

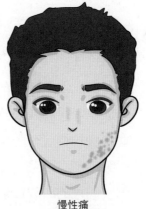

急性痛
新鲜疱疹
带状疱疹性神经痛

慢性痛
疱疹消退
带状疱疹后神经痛

带状疱疹及带状疱疹后神经痛患者皮肤改变

（张学广　宋　莉）

# 18. 为什么**糖尿病患者**会产生比正常人**更强的疼痛感**

对于糖尿病患者而言，疼痛是个很常见的问题，长期的血糖代谢异常会导致不可逆的神经病变，典型表现是出现双下肢麻木感和疼痛，并且随着病程延长会逐渐加重。

糖尿病患者会产生比正常人更加强烈的疼痛感是由于感觉神经系统受到损伤，从而出现自发性疼痛、痛觉过敏和感觉异常，尤其是大脑和外周神经对于疼痛刺激的反应变得更加敏感，疼痛信号传递过程中被异常放大，疼痛阈值明显降低，比如常人能够忍受的针刺，糖尿病患者会感到疼痛剧烈而难以忍受。

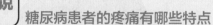

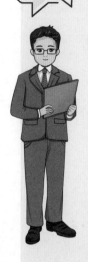

**专家说** 糖尿病患者的疼痛有哪些特点

　　**自发性疼痛**　没有任何外界刺激也会感觉到疼痛，一般从双足和双小腿开始，下肢比上肢更严重，可表现为烧灼样、针刺样、撕裂样、电击样等各种异常的疼痛感觉，而且疼痛可在活动、劳累、精神紧张、血糖波动大的时候加重，有的患者也会在夜间加重，影响睡眠。

　　**痛觉过敏/超敏**　对于疼痛刺激反应增强，一般普通人能够忍受的疼痛此时会变得异常剧烈，有时抚摸皮肤甚至风吹也会感觉到明显的疼痛。

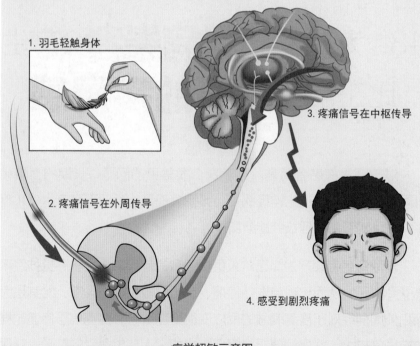

1. 羽毛轻触身体

2. 疼痛信号在外周传导

3. 疼痛信号在中枢传导

4. 感受到剧烈疼痛

痛觉超敏示意图

## 疼痛自行缓解是病情好转了吗

糖尿病患者自我感觉疼痛缓解不一定是病情好转，也可能是血管病变和神经病变持续加重，导致疼痛感觉和其他感觉逐渐丧失，也就是病变已经严重到感觉不到疼痛刺激了。

## 糖尿病患者如何预防神经痛

糖尿病患者在出现神经病变之前积极预防是关键，在明确糖尿病后每年进行糖尿病神经病变的筛查，平时保持稳定的血糖水平和健康饮食习惯，多参加规律的体育锻炼，戒烟限酒，尽量阻止或者延缓神经病变及疼痛的发生。

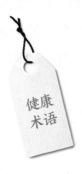
健康术语

### 痛觉过敏

痛觉过敏是指人体对刺激所引起的疼痛感觉明显增强，疼痛信号在神经系统传递过程中被显著放大，大脑对疼痛的感知也更加敏感，比如常见的冷热刺激、针刺就可出现难以忍受的剧烈疼痛。这是人体神经系统受到损伤后疼痛阈值降低所致，提示可能发生了神经病理性疼痛，常见于带状疱疹后神经痛、糖尿病周围神经痛、手术或创伤后神经痛、三叉神经痛、癌性疼痛等疾病。

（张学广　宋　莉）

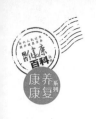

# 19. 为什么**脑梗或脑出血**后会出现**长期的疼痛**

关键词

脑卒中 中枢性疼痛

脑卒中是一种常见的急性脑血管疾病，包括脑出血和脑梗死两种类型，脑卒中发生后可引起局部脑功能障碍，如果治疗不及时可导致脑组织损伤，在数日或者数月后出现烧灼样、挤压样、针刺样、冷痛、电击样或撕裂样疼痛，又称为脑卒中后中枢性疼痛（central post-stroke pain，CPSP）。

由于神经系统发生不可逆的损伤，脑卒中后疼痛一般长期存在，主要发生在躯体瘫痪部位，呈持续性发作或者间歇发作，以烧灼样疼痛最为常见，同时伴有局部的感觉异常。脑卒中后疼痛的出现与年龄、性别没有太大关系，主要与发病的部位有关，其中最常见于丘脑损伤。

**专家说**

**哪些情况下疼痛会加重**

脑卒中后中枢性疼痛会随着病程延长而进行性加重，一些情况下可能诱发疼痛或者使疼痛加剧，比如情绪变化、肌肉不自主地收缩、躯体运动、冷热刺激、触摸皮肤甚至气候变化等因素，因此在日常生活中要尽量避免这些因素对疼痛的影响。

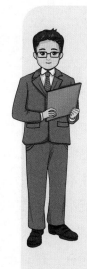

**脑卒中后神经痛该怎么治疗**

治疗目的主要是缓解疼痛，提高生活质量。可以通过服用镇痛药、外科手术、神经调控治疗、心理辅导、康复治疗等方法，有时需要多种方法同时进行，其中神经调控治疗是目前主要的治疗手段。

**脑卒中后长期疼痛可以治愈吗**

脑卒中后中枢性疼痛一旦出现，往往长期存在，而且随着病程延长有进行性加重的趋势，想彻底治愈比较困难。目前的医学手段仅能帮助一部分患者缓解疼痛，使患者尽可能地恢复日常生活。

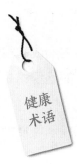

健康术语

**神经调控**

神经调控是指利用一些设备对神经系统的不同区域进行适当的刺激，通过调节神经功能从而产生镇痛效果，可用于包括脑卒中后疼痛在内的很多顽固性神经痛的治疗。非创伤性的神经调控治疗是通过外部的医疗设备进行相应脑区的刺激，无须手术；而创伤性的神经调控大多是微创介入手术，把刺激电极放到脊髓和颅内脑区周围。神经调控治疗避免了长期和大量口服镇痛药所带来的副作用，具有很好的治疗前景。

（张学广　宋　莉）

# 20. 为什么手术后过了很长一段时间还是觉得**切口处疼痛**

关键词

手术后　切口痛　神经瘤

做完手术后切口处疼痛比较常见，但有的人过了很长时间还是觉得切口处疼痛，如果疼痛时间超过 3 个月，就转变为慢性术后切口痛，这是由于手术切口周围神经系统受损所致。手术切口受损皮肤愈合后还可能形成瘢痕，则更容易产生疼痛。切口痛可表现为针刺样、刀割样或者烧灼样疼痛，可伴有瘙痒感，一般疼痛会持续存在，有时会阵发性加重。

**专家说**

**手术后切口处长的瘢痕疙瘩是神经瘤吗**

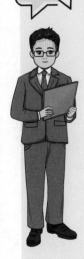

神经瘤是神经损伤后神经组织增生形成的瘤样结构，瘢痕疙瘩是切口愈合过程中形成的组织增生，不一定是神经瘤。如果瘢痕疙瘩又出现了麻木感，叩击局部出现放电样的麻痛感或蚁行感，提示瘢痕疙瘩可能并存神经瘤。

**切口痛该如何处理**

除了及时服用镇痛药、局部注射治疗和神经阻滞治疗，尽早预防是关键，充分控制术后疼痛可以有效预防切口痛从急性转变为慢性。此外切口形成瘢痕后应保持皮肤清洁，使用抗瘢痕药物，避免皮肤的过度摩擦，以防形成更为严重的瘢痕痛。

## 术后疼痛为什么不能忍

很多做过手术的人都有术后疼痛的痛苦体验，有的人因为听信了传言，认为镇痛药对身体有害、用了会上瘾、导致恶心呕吐、肚子胀气，宁愿忍着疼痛也不用镇痛药，这是必须纠正的错误观点，术后疼痛千万不能忍。

首先手术后疼痛属于伤害性刺激，如果不在刚开始出现的时候充分控制，则可能发展为更为难治的慢性切口痛。

其次术后疼痛不仅给患者带来痛苦，还会在多个方面影响术后康复。术后疼痛会增加心脏负担，使冠心病患者发生心肌缺血和心肌梗死的风险增加；术后疼痛会影响呼吸功能，导致呼吸浅快，通气不足，无法有力咳痰；术后疼痛导致胃肠蠕动减少和胃肠功能恢复延迟；术后疼痛会影响下床活动，导致心情烦躁，睡眠不佳，食欲缺乏等。

（张学广　宋　莉）

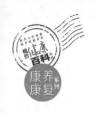

# 21. 为什么**截肢手术**后还会感到**肢体疼痛**

**关键词**

截肢手术 残肢痛 幻肢痛

截肢手术对于人体来说是一种创伤，手术切除肢体同时也伴随着感觉神经损伤，而神经损伤不会因为肢体切除而消失，因此术后仍会感受到疼痛，有一半以上的截肢患者会发生肢体疼痛。

截肢术后肢体疼痛主要包括两种类型：残肢痛和幻肢痛，这两种类型的疼痛常常同时存在。而且截肢残端可有瘢痕或神经瘤形成，皮肤存在痛觉过敏，轻轻抚摸就可能引起整个肢体的放射性疼痛。

**专家说** 残肢痛和幻肢痛有什么不同

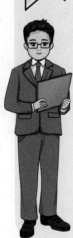

残肢痛是指截肢手术后残端周围有明显的疼痛感觉。而幻肢痛是截肢后患者仍然可以感受到被截除肢体的存在，并且同时有强烈的疼痛感。两者都发生在截肢手术后，都存在显著的神经痛，但不同的是幻肢痛患者有幻肢感，即能够感受到被截除肢体的存在。幻肢痛比残肢痛更为复杂，可能同时合并精神心理的异常，治疗上也更困难，目前的医疗手段一般难以彻底治愈。

（张学广 宋 莉）

# 22. 截肢后为什么还能**感受**到**被截肢体的存在**

关键词

截肢手术 幻肢感觉

虽然已经截肢了，但是大脑还对截肢之前的各种感觉保留有记忆，包括对术前疼痛感觉和肢体存在的记忆，截肢后残留的神经仍可以产生感觉信号，这些信号可被大脑识别成损伤前的感觉，因此会误认为失去的肢体依旧存在。

安装假肢会减轻幻肢痛吗

在患者截肢后早期对大脑进行生物反馈的行为干预，比如术后及时安装假肢，并进行针对性的假肢功能训练，可以改变大脑对于疼痛的记忆，对于预防和治疗残肢痛、幻肢痛、幻肢感有一定效果。

健康加油站

## 截肢术后的心理辅助治疗

截肢是一种不可挽回的身体严重创伤，患者会随之丧失劳动能力，长期忍受术后并发症的煎熬，给患者本人带来沉重的身心伤害和精神压力。患者可能会表现为心情焦虑、抑郁、疑虑、易怒、恐惧、失眠、食欲不好、疲劳等，此外精神不佳和疼痛会形成互相加重的恶性循环。因此，在进行镇痛治疗的同时，也需要进行心理辅助治疗，以提高患者的情绪和生活质量，家庭成员也应在日常生活和情感上给予患者更多的支持和理解。

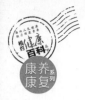

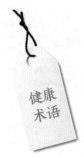
健康术语

脊柱手术　腰背痛　脊柱术后疼痛综合征

## 镜像疗法

　　幻肢痛的治疗以传统的口服药物和手术为主，但随着医学的进步，镜像疗法也可以起到很好的治疗效果。镜像疗法主要是将患者健侧和患侧两个肢体分别同时放在镜子的两侧，当患者活动健侧肢体时，镜子中反映出健侧肢体活动的情景，利用健侧肢体活动产生的视觉错觉使大脑认为这是患侧肢体在进行相同的运动，这样患者感觉所看到的是两侧肢体一起进行同样的动作，这种心理训练可以减轻大脑对于肢体的疼痛感知。镜像疗法因其简单方便、价格便宜、没有创伤等特点而被广泛用于幻肢痛的治疗。

（张学广　宋　莉）

# 23. 为什么有些患者
# 脊柱手术后会出现
# 腰背部和下肢疼痛

　　做完脊柱手术后，若患者出现腰背部疼痛，并伴有下肢疼痛不适，而术前疼痛症状未完全缓解，或术后缓解了又重新出现，甚至比术前加重，医学上称之为"脊柱术后疼痛综合征"或者"脊柱手术失败综合征"。这种综合征通常与手术操作、患者心理、疾病类型及严重程度、有无手术史等因素相关，其发生率高达 10%~40%。

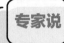

### 脊柱术后疼痛是手术失败了吗

脊柱术后疼痛不仅发生在手术失败的案例中，也可能发生在手术完全成功的患者中。因为"失败"的关键不是手术成功与否，而是术后结果没有达到外科医生和患者术前的期望值。

### 脊柱术后疼痛需要再做手术吗

再次手术一般不作为首选，当其他保守治疗及微创介入治疗无效时可能考虑再次手术，再次手术有可能缓解疼痛，但是风险较大，成功率低，一般需要谨慎考虑。

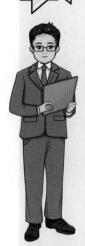

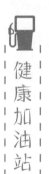

## 脊柱术后疼痛综合征的原因总结

术前因素　一方面是自身原因，一些患者过于焦虑，对于手术预后期望值太高；另一方面是术前存在误诊漏诊，以及手术患者选择不恰当；还有就是患者术前做过多次手术，影响术后效果。

手术因素　主要与外科医生手术操作的熟练程度和临床经验有关。

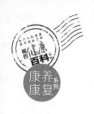

术后因素　术后出现了一些并发症，比如感染、血肿、神经损伤等；其次是手术改变了脊柱局部解剖结构，影响腰椎生物力学，导致腰椎受力不稳定引起疼痛；术后患者病情可能复发，又会出现和术前同样的症状。

（张学广　宋　莉）

关键词

神经痛　神经损伤　神经病理性疼痛

# 24. 为什么**神经痛**越**早治疗**越好

人体神经系统从功能上分为感觉神经和运动神经，前者主要管控人体感觉，比如冷热、触摸、疼痛等，神经痛是由于感觉神经系统受到刺激或者损伤时人体所感受到的疼痛感觉。

出现神经痛要尽早进行镇痛及对因治疗，否则疼痛会逐渐加重，反复发作，甚至持续存在，严重影响睡眠、吃饭、工作和情绪，最终可能转变为更为顽固的神经病理性疼痛，此时疼痛可能难以治愈，伴随终生。

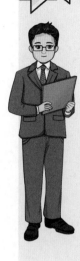

### 哪些疼痛属于神经痛

神经痛的典型表现多种多样，比如针刺样、烧灼样、刀割样、电击样、撕裂样疼痛，主要是人体感觉神经受到损伤所致，存在神经痛的疾病有很多种，比如手术或创伤后神经痛、带状疱疹性神经痛、糖尿病性神经痛、三叉神经痛、脑卒中后疼痛以及癌性疼痛等。

### 神经痛和伤害性疼痛有什么区别

两者最为关键的区别在于，伤害性疼痛会随着伤害性刺激的消失而结束，而神经痛发生后，即使原有病因去除、损伤愈合或得到有效控制，但疼痛仍有可能存在，严重影响患者的生活质量，并可能导致精神心理状态的异常。

### 神经痛一般如何治疗

首先是积极对因治疗，尽早解除引起神经损伤的不良因素；有效缓解疼痛及其他症状，恢复正常的工作和生活，提高生活质量；口服药物是最常用的治疗方法，包括镇痛药物和修复神经药物；当口服镇痛药不能控制疼痛时可采取微创介入治疗、神经调节治疗、外科手术等方法；还需要配合康复、心理辅导、理疗等多种手段，进行多方位综合治疗。

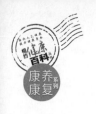

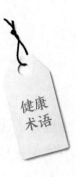

健康
术语

### 神经病理性疼痛

神经病理性疼痛（neuropathic pain，NP）是人体感觉神经损伤或者疾病而导致的特殊疼痛类型，它不是某一种疾病，而是很多疾病和损伤的一种临床表现。在日常生活中，外周神经病理性疼痛（躯体疼痛）更为多见。

神经病理性疼痛可表现为自发性疼痛、痛觉过敏、痛觉超敏以及感觉异常，疼痛可为自发性、持续性或阵发性，同时伴有活动障碍。即使解除了原有病因，损伤已愈合，但是疼痛仍会持续存在，严重影响患者的生活质量，同时还会出现失眠、焦虑、抑郁等问题。

（张学广　宋　莉）

# 癌性疼痛

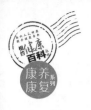

# 25. 为什么**癌症**会引起**疼痛**

关键词

癌痛　慢性疼痛

　　慢性癌症相关性疼痛，简称癌痛，是指由于原发癌症本身、癌症转移或者癌症治疗导致的疼痛。癌症导致疼痛的原因有很多，主要原因如下。

　　癌症本身侵犯或者压迫了神经或者组织器官导致。比如，脑恶性肿瘤压迫脑内神经导致头痛，胰腺癌侵犯周围神经导致腹痛等。

　　癌症转移到其他部位压迫或者侵犯相应的神经或者组织器官导致。比如，乳腺癌骨转移导致腰痛或者腿痛、肺癌肋骨转移导致胸痛等。

　　癌症治疗导致相应神经或者组织受损。比如癌症手术后切口痛、化疗导致手脚疼痛麻木、放疗导致放射性口腔黏膜炎、放射性直肠炎等。

　　和肿瘤无关的疼痛。如出现颈椎病、肩周炎或者由于体质变差，伴发带状疱疹或者后遗神经痛等。

　　很多人以为所有的癌症患者都会出现癌痛，还有人以为，癌症患者只要出现疼痛，就意味着到了晚期。这其实都是错误看法。癌症的每一个阶段都可能会出现癌痛，只不过是期别越晚，发生率越高。不同癌症类型和分期，患者疼痛的发生率会有所不同。大约25% 的癌症患者在早期就可能出现疼痛，而对于正在接受治疗的患者，发生癌痛的比例在 50% 左右。随着

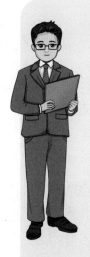

肿瘤的发展，疼痛发生率通常会越来越高，到晚期可能 80% 以上的癌症患者会产生疼痛。因此，不是所有的癌症患者都会出现疼痛，出现疼痛也并不意味着癌症到了晚期。

长期慢性疼痛有可能是癌症的一种信号，尤其是疼痛程度越来越重，或者出现夜间疼痛时，要排除一下是否为癌症导致，一定不要以为是老胃病或者腰椎病犯了。

癌症治疗导致的疼痛，比如术后切口痛、化疗相关周围神经病变、放射性直肠炎等，也属于癌痛。这些疼痛除给患者带来痛苦之外，还会给后续肿瘤治疗带来困难，患者甚至还会因此停止肿瘤治疗或者放弃目前最好的治疗方案，因此也要及时治疗。

（谢广伦）

# 26. 癌痛的治疗需要注意什么

癌痛治疗需要注意以下几点：①慢性癌痛是一种疾病，要把癌痛治疗放到和抗癌治疗同等重要的位置；②常规、量化、全面、动态地评估疼痛；③选择合适方案进行治疗。

**为什么癌痛治疗和抗癌治疗同等重要**

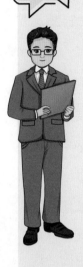

癌痛除了会导致患者吃不下饭，睡不着觉，生活质量严重受到影响外，长期的慢性疼痛还会造成患者焦虑、抑郁以及自杀倾向。如果癌痛没有得到有效控制，还会导致身体素质迅速下降，影响肿瘤方案的制订和执行，从而给肿瘤治疗带来各种困难，降低肿瘤治疗效果。因此，及时有效地控制癌痛，与抗癌治疗具有同等重要的地位，能够在有效提高生活质量的同时，还有利于后续肿瘤治疗。

**为什么要进行癌痛评估**

不同的肿瘤，疼痛部位和性质不一样，同样的肿瘤导致的疼痛，不同的人感受程度也不一样。通过疼痛评估，在全方位了解患者的疼痛情况的同时，结合体格检查和影像学检查，正确诊断癌痛，并拟定癌痛治疗计划。大量临床研究表明，癌痛评估不足是导致癌痛不能有效缓解的障碍之一。临床医护人员、患者和家属缺乏有关癌痛评估的知识，是癌痛评估不足的主要原因。

**如何评估癌痛**

癌痛评估一般遵循"常规、量化、全面、动态"的原则。

1. **常规评估** 是指医护人员主动询问癌症患者有无疼痛，如果出现疼痛，患者也应该常规向医生或者护士进行反馈。对于有疼痛症状的癌症患者，医护人员应当将疼痛评估列入护理常规监测和记录的内容。

**2. 量化评估**　是指使用疼痛程度评估量表等量化标准来评估患者疼痛主观感受程度。通常使用语言分级评分法（verbal rating scale，VRS）、数字分级评分法（numerical rating scale，NRS）、视觉模拟评分法（visual analogue scale，VAS）及面部表情评估量表法等方法进行量化评估。

（1）VRS（语言分级评分法）　将疼痛分为 4 级。0 级：无痛；Ⅰ级（轻度）：有疼痛但可忍受，能正常生活，睡眠不受干扰；Ⅱ级（中度）：疼痛明显，不能忍受，要求用镇痛剂，睡眠受干扰；Ⅲ级（重度）：疼痛剧烈，不能忍受，睡眠受严重干扰，可伴有自主神经紊乱或被动体位。分级简单明了，但不够精确。

（2）NRS（数字分级评分法）　让患者用 0 至 10 这 11 个数字描述疼痛强度，数字越大疼痛程度越重。此法容易被患者理解，便于记录。是临床应用最广泛的评估方式之一。

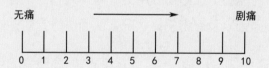

（3）VAS（视觉模拟评分法）　画一长线（一般长为 10cm），一段代表无痛，另一段代表剧痛，让患者在线上的最能反映自己疼痛程度之处画一交叉线，由评估者根据患者画 × 的位置测算其疼痛程度。轻度疼痛小于 3cm，中度疼痛 3~6cm，重度疼痛大于 6cm。是疼痛强度评分方法中最敏感的方法，大多数镇痛药和镇痛技术的实验研究使用 VAS 作为效果评价标准。刻度较为抽象，不太适合于文化程度较低或认知损害者。

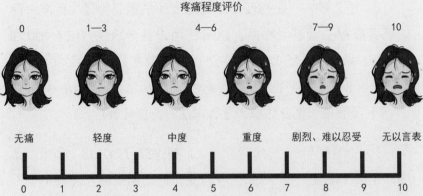

疼痛程度评价

| 0 | 1—3 | 4—6 | 7—9 | 10 |

无痛　　　轻度　　　中度　　　重度　　剧烈、难以忍受　无以言表

0　1　2　3　4　5　6　7　8　9　10

（4）面部表情评估量表法　根据患者面部表情来进行疼痛程度评估，一般用于小儿和无法进行语言交流的成年人。

**3. 全面评估**　是指对癌症患者疼痛病情及相关病情进行全面评估。包括疼痛病因及类型（躯体性、内脏性或神经病理性），疼痛发作情况（疼痛性质、加重或减轻的因素），镇痛治疗情况，重要器官功能情况，心理精神情况，家庭及社会支持情况，以及既往史（如精神病史、药物滥用史）等。只有全面评估疼痛，才能明确疼痛原因以及患者总体状况，从而进行针对性的治疗。

**4. 动态评估**　是指持续、动态评估癌痛患者的疼痛症状变化情况，包括评估疼痛程度、性质变化情况，爆发性疼痛发作情况，疼痛减轻及加重因素，以及镇痛治疗的不良反应等。动态评估在癌痛药物调整过程中尤其重要，不但可以根据疼痛程度进行相应药物调整，同时也可以及时发现不良反应，从而做出针对性的处理。

**癌痛治疗有哪些方法**

癌痛治疗方案有很多，主要有以下几种方法。

抗肿瘤治疗　抗肿瘤治疗是癌痛疼痛的重要方案之一。需要注意的是，晚期癌症患者抗肿瘤治疗有效率较低，甚至低于20%。因此，不能单纯通过抗肿瘤治疗来进行癌痛控制，需要与其他治疗方案联合应用。

药物治疗　药物治疗是癌痛治疗最常用的方案之一。具有应用方便、种类多样，镇痛效果强，不良反应可控的优点。药物种类包括非甾体抗炎药、阿片类药、其他辅助镇痛药等。药物剂型有口服制剂、贴剂、注射剂、栓剂等。患者需要在专业医生指导下进行合理应用。

微创镇痛治疗　80% 左右的癌痛，通过规范化药物治疗可以起到比较好的控制效果。但如果药物治疗效果不佳，或者镇痛药物不良反应难以耐受，需要通过微创镇痛治疗，比如神经毁损、鞘内镇痛等，提高镇痛效果，并进一步降低镇痛药物剂量。另外，如果预期微创镇痛效果比持续药物治疗更佳，且不良反应更轻（如胰腺癌相关腹痛性腹腔神经丛毁损），也可以尽早进行，而不是等待药物治疗效果不佳后再进行。

（谢广伦）

癌痛　镇痛

# 27. **癌痛治疗**的**目标**是什么

癌痛治疗的基本目标是能够让患者无痛睡眠、无痛休息和无痛活动，在保证疼痛控制的同时，使恶心、呕吐、便秘等各种治疗相关不良反应达到最小，最终全方位提高生活质量。

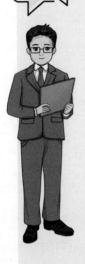

**专家说**

**忍痛是一种错误理念**

很多人怕镇痛药成瘾，或者怕药物副作用，所以出现了癌痛，就尽可能忍，实在没办法了再去进行治疗。这是错误的。因为，长期的慢性疼痛折磨，会造成饮食、睡眠受到严重影响的同时，还会导致免疫力的降低，从而对肿瘤治疗造成严重影响。所以，尽早把癌痛控制好，不但可以使患者睡眠、休息得以改善，还能够增强免疫力，在生活质量提高的同时，更有利于后续肿瘤治疗。

**越早治疗疼痛，对患者越有利**

很多人都以为，"治疗肿瘤最重要，所以，先治肿瘤，肿瘤治不好了再去治疗疼痛"。这种思想是不对的。如果长期慢性疼痛没有得到及时有效的治疗，会导致患者身体、心灵等各方面严重受损，身体体质变差后，不但生活质量会受到严重影响，还会影响后续肿瘤治疗。因此，要树立"癌痛同治，镇痛优先"的理念，先把疼痛控制好，再进行肿瘤治疗，会起到事半功倍的效果。

（谢广伦）

# 28. 控制癌痛最基本、最主要的治疗方法是什么

控制癌痛最基本、最主要的方法是药物治疗，可以使 80% 左右的患者疼痛得到良好控制。

**癌痛治疗有哪些药物**

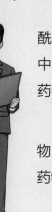

　　癌痛治疗药物主要分三类：非甾体抗炎药和对乙酰氨基酚、阿片类药物和辅助镇痛药物。在癌痛治疗中应根据患者疼痛程度及特点，有针对性地选择治疗药物。

　　非甾体抗炎药是癌痛治疗的一阶梯用药和基本药物之一。本类药品常用于缓解轻度疼痛，或与阿片类药物联合用于缓解中、重度疼痛。

　　阿片类药物是中、重度癌痛治疗的首选药物，根据镇痛强度可分为：①弱阿片类，用于轻至中度急慢性疼痛和癌痛的治疗，如可待因、曲马多等；②强阿片类，用于全身麻醉诱导和维持的辅助用药以及术后镇痛和中、重度癌痛、慢性痛的治疗，如吗啡、氢吗啡酮、羟考酮等。长期使用阿片类镇痛药时，若消化道功能正常，可优选口服给药途径，若消化道消化吸收功能不佳，可选用透皮吸收途径给药，也可临时皮下注射用药，必要时可自控镇痛给药。

辅助镇痛药物具有协同镇痛、减少阿片类药物用量、减轻阿片类药物不良反应的作用，尤其适用于对阿片类药物部分敏感的神经病理性疼痛。常用于癌痛的辅助药物主要如下。①抗惊厥类药物：用于神经损伤所致的疼痛，常用药物有加巴喷丁、普瑞巴林；②三环类抗抑郁药：该类药物也可以改善心情、改善睡眠，故是伴显著抑郁心理的神经病理性疼痛的优选药物。常用药物有阿米替林、度洛西汀，文拉法辛等；③糖皮质激素：糖皮质激素可对多种类型的疼痛发挥有益作用，包括神经病理性疼痛和骨痛、与包膜扩张及管道梗阻有关的疼痛、肠梗阻所致疼痛、淋巴水肿所致疼痛，以及颅内压增高所致头痛。

**阿片类药物有哪些给药途径，各有什么优缺点**

给药途径是影响镇痛药物效果的因素之一，由于给药途径的不同，其生物效能不同，产生镇痛作用的效果、维持时间、起效时间和使用的难易程度均不同。合理地选择给药途径，是提高和改善镇痛效果的因素之一。

### 1. 无创给药方式

口服给药　是首选的镇痛药给药途径，患者可以自己服用，方便安全。口服给药途径主要用于可以口服用药，不需要即刻镇痛，以及需要长期用药的慢性疼痛的患者。

经皮肤给药　是使镇痛药物透过皮肤，通过扩散作用进入皮下的微血管发挥镇痛效应。比如芬太尼透皮贴剂、丁丙诺啡透皮贴等。

直肠给药　用于不能口服用药的患者，效能与口服基本相同或更好，是替代口服用药的途径之一。不足之处在于吸收率往往不稳定。

## 2. 微创给药方式

皮下注射给药　可不经过肠道，无药物的首关效应，摄入吸收的时间较口服用药方式明显缩短，镇痛作用产生快，生物利用度高，是患者自控镇痛（patient controlled analgesia，PCA）常用的给药途径之一。主要用于患者胃肠道功能障碍，顽固性的恶心呕吐，严重衰竭需要迅速控制疼痛的临终患者。

肌内注射　药物在深部肌内注射后，吸收十分迅速。但血药浓度不稳定，增加成瘾风险，且部分镇痛药物如哌替啶等具有局部刺激，可导致局部疼痛和硬结。目前多用于急性疼痛的临时镇痛治疗，临床不推荐用于长期癌症疼痛治疗。

静脉途径给药　静脉注射是最迅速、有效和精确的给药方式，血浆药物浓度迅速达到峰值，用药后即刻产生镇痛作用，但过高的血浆药物浓度可能会引起不良反应。静脉自控镇痛也是癌痛患者常用给药方式之一。

硬膜外间隙给药或蛛网膜下腔给药　与常规给药的途径相比，该途径给药具有给药量小、作用时间长的特点。但使用时间过长时，同样会出现阿片类药物耐受。需要特殊装置且进行定期维护。

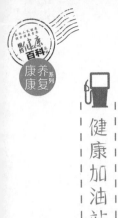

## 吗啡等镇痛药用得越来越多，是成瘾吗

成瘾是指患者疼痛已经得到控制，不再需要应用镇痛药物后，为了寻求额外的舒适感而不合理地用药。癌痛患者为了镇痛而规范化应用镇痛药物，发生成瘾的概率非常小。镇痛药物用得越来越多，其原因有以下两点。①发生阿片耐受：阿片耐受是阿片类药物的特性，是指随着应用阿片类药物时间延长，身体对药物产生了适应性，需要增加阿片类药物才能达到原来镇痛效果；②随着肿瘤进展，疼痛加重，不得不增加阿片类药物才能使疼痛得到控制。

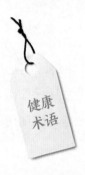

**药物成瘾**

世界卫生组织专家委员会对药物成瘾的定义是：是药物与机体相互作用所造成的一种精神状态，有时也包括身体状态。它表现出一种强迫性连续定期用该药的行为和其他反应，为的是要去感受它的精神效应，或是为了避免由于断药所引起的不舒适。现在成瘾的内涵已经涵盖了物质（药物）成瘾和行为成瘾。行为成瘾的核心特征是患者明确知道自己的行为有害但却无法自控。

（谢广伦）

# 29. 服用**阿片类药物**的**不良反应**有什么

阿片类药物的各种不良反应是在临床上遇到的常见问题，也是阻碍临床工作中阿片类药物规范使用的重要因素之一。如果处理不恰当，可能导致患者对治疗药物的抗拒，降低患者的依从性，影响下一步治疗，严重时甚至可能会危及患者生命。同时也会使临床医生对阿片类药物望而却步，导致了阿片类药物使用的不规范。因此，应重视阿片类药物的不良反应，并且积极预防和治疗。

阿片类药物常见的不良反应具体包括：便秘、恶心呕吐、瘙痒、过度镇静、呼吸抑制、尿潴留、谵妄等。

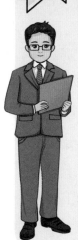

**专家说**

### 如何减少阿片类药物不良反应发生

让患者明白，应用阿片类药物后发生相关不良反应是不可避免的。但大多数不良反应都是功能性的，不会导致器质性损伤（如肝肾功能异常）。针对患者及家庭成员的教育对于阿片类的药物不良反应的防治尤为重要。大多数的不良反应都是可预期的，因此应该注重预防。在初次使用阿片类药物时应从小剂量用起，规范应用。除便秘会持续存在于阿片类药物镇痛治疗的全过程外，阿片类药的其他不良反应均会随时间逐渐减轻。

如果不良反应经预防和处理后持续存在，可以考虑应用微创镇痛（如鞘内镇痛等），在加强镇痛效果的同时，减少阿片类药物剂量，从而减少不良反应。

**便秘如何预防和处理**

便秘可能是无症状的，也可能会导致患者厌食、恶心呕吐、上腹部发胀、直肠疼痛，甚至肠梗阻。除阿片类药物外，其他因素也可能导致便秘，如进食进饮少、衰弱、其他肠道疾病。在晚期肿瘤患者中，便秘一般都是由多种因素共同引起的。

便秘的预防：对于规律服用阿片类镇痛药物的患者，大多数都需要给予一定的轻泻剂或大便软化剂来缓解便秘。预防性药物方面，可给予刺激性泻药（如番泻叶）或聚乙二醇。也可考虑选择中医药预防便秘。当患者使用的阿片类药物在增加剂量时，相应的缓泻剂也应增加剂量。在日常膳食中，应要求患者要有足够大的耐力来增加食物的摄取，增加膳食纤维的摄入和液体的摄入。如果可能应鼓励患者运动，适当参与锻炼。

**便秘的治疗**

如果患者的便秘持续存在，应该再次评估患者便秘的原因和严重程度，可进行直肠指诊或腹部影像学检查，以排除肠梗阻或粪便嵌塞。

根据患者的需要可调整缓泻剂的剂量，或增加其他药物。在调整便秘治疗方案后，如果患者仍然 ≥ 3 日不排便，可给予栓剂，如比沙可啶和甘油，或者行灌肠。如果仍然无效，可以给予磷酸盐灌肠，并可能在第二日需要重复。

对于接受阿片类药物治疗的患者，如果恰当的口服缓泻剂和直肠干预仍然不能产生期待的效果，可酌情考虑使用甲基纳曲酮。

如果刺激性缓泻剂引起肠绞痛，可以将每日的总量分成每次较小的剂量，每日多次给药。或者改成粪便软化剂，并根据患者的需要来进行剂量滴定。

此外，还可考虑选择中医药治疗便秘，如使用具有泻下作用的中药，但具体的使用方法和剂量应在中医医师的指导下进行。

### 恶心呕吐如何治疗

在使用阿片类药物的患者中，恶心呕吐的发生率约30%，一般发生在用药初期，症状大多会在用药后的4~7日内逐渐缓解，随着用药时间的延长这一不良反应也会逐渐耐受。

治疗措施可考虑应用氟哌啶醇或甲氧氯普胺。但需要注意的是，这些药物的长期使用可能会导致迟发性运动障碍，尤其是年老体弱者。

若上述药物效果不佳，可改为5-羟色胺受体拮抗剂（如昂丹司琼或者盐酸格雷司琼），或者联合应用。由于5-羟色胺受体拮抗剂可引起便秘或加重已有的便秘，因此务必谨慎使用。

如果恶心呕吐持续一周以上，应重新评估恶心的原因和严重程度，考虑阿片类药物更替或者通过神经阻滞镇痛或神经损毁术来尽可能减少阿片类药物的剂量。

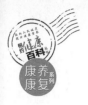

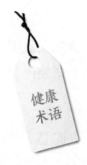

健康
术语

**便秘**

便秘是指排便次数减少，同时排便困难、粪便干结。正常人每日排便1~2次或1~2日排便1次，便秘患者每周排便少于3次，并且排便费力，粪质硬结、量少。便秘是常见的症状，约1/3的人出现便秘，严重影响生活质量。

（谢广伦）

# 30. **药物治疗**不理想时，还有什么方法能治疗癌痛

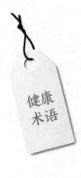

健康
术语

**患者自控镇痛**

患者自控镇痛（PCA）是指医护人员根据患者疼痛程度和身体情况，利用自控镇痛设备预先设置镇痛药物的剂量，再交由患者实现疼痛"自我管理"的疼痛治疗技术。

虽然药物可以使大约80%的癌痛患者疼痛得到缓解，但仍有约20%的患者药物治疗效果不佳，或者不良反应不能耐受。对于这部分患者，可以采用微创镇痛的方式缓解疼痛，比如患者自控镇痛、神经毁损、鞘内镇痛等方法。

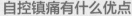

### 自控镇痛有什么优点

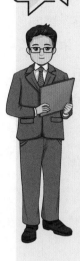

与传统给药方式相比，自控镇痛具有给药个体化、血药浓度稳定、用药更精确的特点，目前在癌痛治疗上得到越来越广泛的应用。

### 神经毁损有什么优缺点

1. **神经毁损优点**　与药物治疗相比，神经毁损技术主要是通过阻断相应疼痛部位的神经根、神经丛或者神经节的传导，一般通过微创方式进行，具有靶向性强、镇痛效果好、并发症和死亡率低、可重复性强的特点，更加精确有效。

2. **神经毁损缺点**　技术壁垒高，需要进行专门技术培训。若适应证把握不佳，或者技术掌握能力不足，有造成其他神经损伤或者穿刺并发症风险（如出血、气胸等）。为提高成功率，降低并发症，需要在专用设备（如超声、CT 等）引导下进行。

### 神经毁损适合哪些癌痛患者

神经毁损适合用于癌性神经痛（如肿瘤转移导致的三叉神经痛、肋间神经痛、会阴痛以及化疗导致的周围神经病变等）或者癌性内脏痛（如胰腺癌、胆管癌等导致的上腹痛或宫颈癌、结直肠癌导致的下腹痛等）。如果选择得当，可以在不加重患者功能障碍的同时，大大减轻患者的疼痛，减少阿片类药物剂量，并减轻相应不良反应。

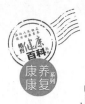

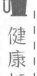

健康加油站

很多人以为，只有在常规药物治疗无效或者不良反应无法耐受时才能使用微创镇痛。实际上，由于很多微创镇痛方式具有镇痛效果更好，精确度高，靶向性强的特点，如果有适应证的话，及早应用，不但镇痛效果更好，还能够大大减少阿片类药物应用，并减轻其不良反应，在进一步提高生活质量的同时，还可能延长生存时间。

因此，如果有适应证，越早进行微创镇痛治疗，患者获益越大。

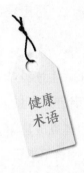

健康术语

**神经毁损**

神经毁损是指用手术或者微创方式切断或者部分切断、化学或者物理方式阻断相应脑神经、脊神经、交感神经以及各类交感神经节等传导功能，最终达到镇痛目的。

（谢广伦）

# 31. 患者自控镇痛适用于
## 哪些情况的癌痛患者

患者自控镇痛可用于癌痛患者镇痛治疗药物的调整、转换和维持治疗，常用于伴有以下情形的患者。

1. 无法通过消化道给药或存在胃肠道消化吸收功能障碍的患者，如伴有吞咽困难、消化道梗阻、消化道水肿、消化道出血、胃肠造瘘或肿瘤治疗导致严重恶心呕吐等。

2. 难治性癌痛患者，经规范三阶梯药物治疗 1~2 周疼痛缓解仍不满意或出现不可耐受药物不良反应的中、重度疼痛患者。

3. 需要快速滴定的中重度癌痛患者（NRS ≥ 4 分）。

4. 爆发痛频繁（每日 ≥ 5 次）患者。

**PCA 包含哪些参数设置，有哪些给药方法**

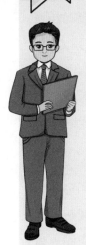

由于癌痛患者药物用量差异较大，需要进行个体化调整，因此推荐 PCA 使用精确度较高的电子微量泵以便精准调整各项参数，不推荐使用一次性机械泵，剂量参数如下。

背景输注（background infusion） 指持续输注的剂量参数，又称持续输注剂量。目的是维持最低有效血药浓度，减少患者自控给药次数，降低背景疼痛强度。

单次给药剂量 指患者通过自控按钮单次给药的剂量。

锁定时间 指两次自控给药之间最短的时间间隔，目的是防止用药过量。

负荷剂量 指开始使用 PCA 时，为快速达到镇痛效果而给

予的镇痛药物剂量。

最大用药量　指 1 小时内可给予的最大药物剂量，目的是防止患者过量用药，保证用药的安全性。

以上参数可根据患者镇痛需求灵活设置。目前最常采用的给药方式有两种：设置持续背景剂量输注联合单次给药剂量，或者无背景剂量下单纯自控给药。

## PCA 常用药物有哪些

镇痛药物的合理选择是保证镇痛效果的基础。由于癌痛患者镇痛药物的种类、浓度以及药物输注速率都需要根据患者具体情况进行个体化调整，临床上一般推荐起效快、作用强度高的强阿片类药物作为 PCA 镇痛药物，如吗啡、氢吗啡酮、舒芬太尼、芬太尼、羟考酮等。而 μ 受体部分激动剂（如丁丙诺啡）、激动 - 拮抗剂（如布托啡诺、地佐辛和喷他佐辛）等镇痛强度较低，不推荐用于 PCA。哌替啶虽然属于强阿片类药物，但其代谢产物不良反应较多，因此也不建议推荐。

在某些情况下，比如癌症终末期，或者单一阿片类药物镇痛效果不佳时，也可以联合应用镇静药物，例如咪达唑仑或右美托咪定等。但需要注意的是，阿片类药物与镇静药物联合应用，有增加呼吸抑制或过度镇静的风险。

鞘内镇痛患者，可以联合应用局部麻醉药物如布比卡因、罗哌卡因等。

（谢广伦）

# 32. 患者自控镇痛
## 可以选择哪几种给药方法

根据给药途径不同，患者自控镇痛可分为患者自控静脉镇痛（patient controlled intravenous analgesia，PCIA）、患者自控皮下镇痛（patient controlled subcutaneous analgesia，PCSA）、硬膜外自控镇痛（patient controlled epidural analgesia，PCEA）和鞘内镇痛等。由于给药途径不同，各有其优缺点。

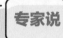

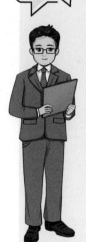

### 患者自控静脉镇痛（PCIA）有什么优缺点

通过静脉系统给药，是 PCA 最常用途径之一，外周静脉和中心静脉均可应用。经静脉途径药物能更快到达体内，因此对爆发痛控制有更大优势。其不足之处是需要对静脉通路进行持续管理，长期应用需要注意发生血栓和感染风险。

### 患者自控皮下镇痛（PCSA）有什么优缺点

与静脉途径相比，PCSA 更加简便，相对并发症较少。但由于皮下给药受局部条件影响，可能产生堵管和吸收不良，因此生物利用度较 PCIA 低。要达到同样镇痛效果，PCSA 的吗啡剂量大约是 PCIA 的 1.25 倍。另外，若需大剂量给药，PCSA 容易产生皮下水肿。对组织有刺激性的药物如哌替啶也不适合皮下给药。

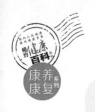

## 硬膜外自控镇痛（PCEA）有什么优缺点

与 PCIA 和 PCSA 相比，PCEA 需要的镇痛药物更少，且镇痛效果更好，还可以加入局部麻醉药物增加镇痛效果。由于治疗方案与鞘内镇痛相似，但镇痛药物用量较鞘内镇痛更高，现基本被鞘内镇痛取代。一般在不适合行鞘内镇痛（如蛛网膜下腔占位）时应用。

## 鞘内镇痛有什么优点

由于吗啡等阿片类药物主要是在脑部或者脊髓发挥镇痛作用，与口服或静脉相比，通过鞘内镇痛，可以大大提升阿片类镇痛药物的效果，并且减少其不良反应。理论上，1mg 吗啡注射到蛛网膜下腔，可以达到口服 300mg 吗啡的镇痛效果，且不良反应更轻。

## 鞘内镇痛的适应证是什么

由于鞘内镇痛具有镇痛效果更好，不良反应更轻的特点，因此特别适合用于以下癌痛患者。

1. 镇痛药物剂量过大，比如口服吗啡剂量 >200mg/d，或口服羟考酮剂量 >100mg/d。

2. 口服吗啡剂量没有达到 200mg/d，但阿片类药物相应不良反应比如恶心呕吐、便秘等难以耐受。

3. 目前口服阿片类药物剂量不大，但患者肿瘤治疗效果不佳，预期后续阿片类药物剂量越来越大，相应不良反应越来越重。为更好提高镇痛效果，或避免后续出现合并症（如感染、血小板减少等）导致无法行鞘内镇痛，可提前使用鞘内镇痛治疗。

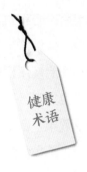

健康加油站

目前鞘内镇痛有两种方式，一种是全植入式，一种是半植入式。全植入式的镇痛导管、药盒以及驱动装置均埋置在体内，外面没有任何其他装置，洗澡、活动均不受影响，感染风险相对较低，维护方便，生活质量更高，但价格昂贵。适合于经济条件好，预期生存时间半年以上的患者。半植入式的镇痛导管埋置在体内，导管头端和全植入一样在蛛网膜下腔，尾端与埋置在皮下的输液管相连，通过蝶形针与外接驱动装置和药盒连接。由于镇痛药物需要通过外接蝶形针再进入体内，因此与全植入式相比，洗澡活动受到一定影响，维护护理相对麻烦，但价格便宜，仅仅为全植入式的 1/10 左右，因此更适合于经济条件一般或者预期生存时间相对较短的患者。具体如何选择，需要患者及家属根据经济条件、预期生存时间以及一般状况等情况决定。

**鞘内镇痛**

鞘内镇痛又叫蛛网膜下腔镇痛，是指将阿片类药物如吗啡通过一定装置直接注射到蛛网膜下腔，通过脑脊液循环作用到脊髓或者脑部，从而达到更好镇痛效果的一种镇痛方式。

（谢广伦）

# 33. 为什么**心理治疗**在癌痛治疗中起极其重要的作用

关键词

焦虑抑郁　心理治疗　癌症疼痛

癌症疼痛是严重影响人民群众健康的重大疾病，得了癌症后，患者往往产生极大的心理负担和压力，一是担心癌症会缩短自己的生命，二是担心患癌后很多生命计划和家庭计划被打乱，三是突如其来的癌症疼痛又使患者容易产生死亡的恐惧，部分患者也可能因为家庭困难和经济上的巨大压力而产生焦虑、抑郁等情绪，这样更加加重癌症疼痛的疼痛程度和治疗难度，因此，心理治疗就在癌痛治疗中起到非常重要的作用，心理治疗可以帮助患者舒缓焦虑和抑郁的情绪，也会增加患者抗肿瘤的信心和斗志。

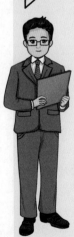

**专家说**

疼痛的成分中，一部分是躯体损伤后的感觉，另一部分是由疼痛所产生的情绪反应。这种情绪反应在癌症疼痛患者身上表现尤为突出。患了癌症后，患者对自己生命的预期和未来状况的不确定性，会极大地增加患者的心理压力和恐惧感。因此，积极的心理治疗不仅可以缓解患者情绪性疼痛，抗抑郁药物本身也具有一定的镇痛作用，可以增强阿片类等药物的治疗效果。针对这种情况，我们会积极地给予患者干预治疗，不仅会提供心理支持和安慰，同时也会相应地给予心理治疗的药物，这些药物包括度洛西汀或阿米替林等抗抑郁药，以及中医药如逍遥丸等，用于舒肝解郁、舒缓情志。

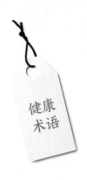

在癌痛的疾病发展历程中，绝大多数的患者会在心理上、情感上、认知上出现改变，部分患者可能出现厌世以及自杀的行为，绝大多数的患者会出现抑郁及情绪调节障碍。因此，在癌痛患者的诊疗过程中，医务人员应建立良好的医患关系，首先医务人员的言谈举止应该大方得体，举止端庄沉稳，对待工作要细心认真，因为医务工作者所表现的专业形象，会给患者以信任感和安全感；主动热情关心患者，认真倾听患者的诉说，并适当予以心理支持和慰藉，适当表示理解和同情，让患者意识到，疼痛是机体与病魔相抗争的一种保护性反应，说明机体正处在调整状态，疼痛感是暂时的，只要认真参与治疗的过程中，战胜病魔，疼痛自然会得到大大的缓解，与此同时，医务人员要帮助患者建立对抗疾病的决心和信心；同时亲人对患者的理解以及关爱也是至关重要的。指导家属要积极配合医护人员，给患者以安慰、鼓励和支持，使患者从精神上摆脱对疼痛的恐惧和害怕，增加对生活的希望。

**健康术语**

**心理支持**

个人在自己的社会关系网络中所能获得的，来自他人的物质上和精神上的帮助和支援。

（万　丽）

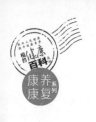

# 34. 为什么说**癌痛治疗**是癌症治疗的重要组成部分

关键词

放化疗 疼痛 癌症治疗

　　肿瘤患者在肿瘤疾病发展进程中，或接受外科手术、组织活检，或者放疗，化疗过程中都可能会因为组织损伤破坏而伴随不同程度的疼痛。许多肿瘤患者虽然暂时肿瘤组织未浸润生长破坏组织、骨和神经，但在接受靶向药物治疗后，可能会出现化疗药物所致的神经炎等病变，从而导致疼痛。而患者的疼痛如果得不到及时的治疗，又会引起焦虑抑郁情绪和睡眠障碍，影响患者的机体免疫力，进而影响癌症治疗的效果。良好的镇痛治疗，不仅可以改善患者的疼痛、焦虑和抑郁，而且可提高患者的免疫力，增强患者机体抗肿瘤的能力和癌症治疗的效果。因此，癌痛治疗是癌症治疗的重要组成部分。

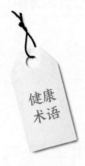

健康术语

　　**免疫力**　是指人体的防御系统，使自己具有抵抗力，防止感染和疾病的发生。

　　**抗肿瘤能力**　是指对正常细胞具有保护作用，防止正常细胞向肿瘤突变的能力。

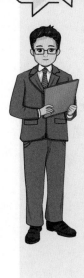

目前癌症患者针对原发肿瘤的治疗方法较多，常见的有靶向药物治疗、放射治疗、组织活检、微创介入消融以及外科手术肿瘤切除手术等。上述的每种治疗可能都会产生相应的疼痛，比如，靶向药物治疗时在杀伤肿瘤细胞的同时，对患者的末梢神经也可能产生炎症或脱髓鞘的反应，从而引起疼痛。放射治疗、组织活检以及微创介入消融等在对肿瘤组织治疗的同时，局部会产生炎症反应导致疼痛等。这些均属于癌症疼痛，都是癌症治疗过程中需要及时积极治疗的问题。我们可以根据患者疼痛性质给予口服消炎镇痛药，抗癫痫药，或者必要时给予患者神经调控治疗，如神经脉冲射频治疗等。

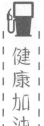

健康加油站

疼痛是癌症患者最常见和难以忍受的症状之一，严重地影响癌症患者的生活质量。癌症患者的癌痛如若不能得到及时、有效的控制，可能会引起或加重其焦虑、抑郁、乏力、失眠以及食欲减退等症状，显著影响患者的日常活动、自理能力、社会交往和整体生活质量。因此，在癌症治疗过程中，镇痛具有重要作用。除了世界卫生组织的癌痛治疗三阶梯原则外，患者还可以选择微创介入治疗控制癌症疼痛，如椎体成形术治疗癌症骨转移所致压缩性骨折，脊髓电刺激治疗癌症合并带状疱疹神经痛，腹腔神经丛毁损治疗上腹部恶性肿瘤所致疼痛，吗啡泵植入治疗中晚期癌痛等。

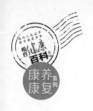

癌痛的治疗原则，按照世界卫生组织的三阶梯治疗原则：①口服用药；②按阶梯给药；③按时给药；④个体化用药；⑤注意细节。美国国立综合癌症网络（National Comprehensive Cancer Network, NCCN）癌症治疗指南目前提出弱化二阶梯，对于中重度癌症疼痛给予短效阿片滴定寻找最佳疗效剂量后，再进行控释剂的转换。癌痛应当采用综合治疗的原则，根据患者的病情和身体状况，应用恰当的镇痛手段，及早、持续、有效地消除疼痛，预防和控制药物的不良反应，降低疼痛和有关治疗带来的心理负担，提高患者生活质量。

（万　丽）

# 35. 癌症爆发痛
## 发作时该怎么办

癌症疼痛患者，在稳定的疼痛状态下，有些患者仍然会在一日之内发作 2~3 次的突然出现的疼痛，这种疼痛往往需要即释吗啡片口服用药进行控制，或者对于住院的患者可以在稳定口服用药的基础上，给予患者自控镇痛的模式单次按压给予一次治疗用药。

癌症爆发痛的发生往往出现在血药浓度相对不足或患者体位改变，比如说下床上厕所，弯腰系鞋带等的过程中出现的疼痛，这种疼痛往往需要临时给予一次镇痛药物来迅速缓解疼痛，可以采取口服的形式，也可以静脉或鞘内 PCA 时单次加入一次治疗剂量的药物。

（万　丽）

# 36. 癌症骨转移
## 引起的疼痛的治疗方法
## 主要有什么

对于癌症骨转移所致的疼痛，医生会根据患者的具体情况开具 NSAID 类消炎镇痛药、抗癫痫药和抗抑郁药联合使用。同时，也可以采取微创射频消融转移破坏的骨质或椎体。如果出现椎体骨转移破坏，椎体稳定性下降，尚可进行骨水泥填充的椎体成形术，将肿瘤侵犯破坏的承重骨固定起来。如果有条件，还可以进行吗啡泵植入，持续向椎管内输注镇痛药甚至麻醉药，以达到缓解疼痛的目的。

癌症骨转移所引起的疼痛，往往疼痛程度比较重，临床上常可见到转移的肿瘤不仅破坏骨质，同时还可能压迫神经，引起相应支配区域的疼痛。我们在常规的神经脉冲射频或神经毁损的基础上，针对转移压迫神经的癌症疼痛，采取鞘内吗啡泵植入，持续注入阿片类镇痛药物和局部麻醉药，使肿瘤破坏所致的伤害感受性信号得到有效的阻断，从而缓解疼痛。这种方法不仅可以减少口服镇痛药物的剂量和种类，还可以节约费用。

（万　丽）

第四章

# 解密运动引起的疼痛

一

# 运动损伤
# 之痛

# 1. 为什么有的**运动损伤**
## 造成的疼痛必须就医

运动损伤后，机体自我保护的应激机制激活，免疫系统、交感神经系统等被激活，产生对损伤局部组织的调节作用，表现为局部的血液循环加快，致痛物质释放增加，如 P 物质、神经生长因子、慢反应物质、5- 羟色胺等的释放增加，引起损伤局部的肌肉、肌腱、骨关节等的肿胀、疼痛等的炎症反应，这种炎症反应需要及时积极地抗炎症治疗，使损伤的组织尽快能够修复痊愈，如果不积极治疗，拖延的话可能造成局部组织损伤迁延不愈，甚或发展成为慢性疼痛。

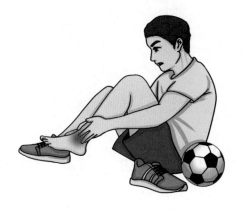

运动损伤在临床上十分常见，轻度的损伤，如扭伤、拉伤、撞击伤往往不会引起患者的重视，但一旦防护不到位，患者就极其容易再次发生损伤，机体损

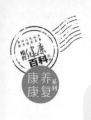

运动损伤 休息 痊愈

伤后急性期的消炎镇痛治疗通常可迅速缓解组织水肿和炎症状态促进修复，但假如患者不当回事，任由损伤后的疼痛持续存在或强忍着，久而久之则可能会导致疼痛的慢性化，影响患者的肢体功能活动，或出现保护性姿势预防疼痛诱发，久之则会发生继发性的肌筋膜损伤，骨关节错位增生等，而加重原有的损伤。

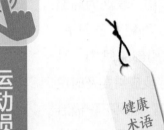

健康术语

**急性疼痛**

是指组织发生急性损伤或者疾病所引起的疼痛能够快速治愈，而且持续时间不超过一个月的疼痛。

**慢性疼痛**

是指组织损伤或疾病后，疼痛持续时间超过 3 个月的疼痛，称之为慢性疼痛。

（万　丽）

# 2. 为什么有的运动损伤可以通过休息**自愈**

对于过度运动时导致的肌肉损伤，酸痛，是可以通过休息得到自愈的，这种损伤是跟肌肉运动后产生的大量乳酸、酸性代谢产物等有关系，通过休息之后，酸性代谢产物随着血液循环排出体外，肌肉经过充分休息得到放松，那么这种损伤是可以自愈的。另外，运动撞击后局部皮肤的小伤口，如果保持清洁状态，经过 3~5 日也是可以自愈的。

人体具有强大的自愈能力，一般来讲，运动锻炼如果不是很大的冲击力和暴力，多半的损伤在经过休息或热敷等处理后可以自愈，那么如何判断运动损伤是否可以通过休息自愈，需要看损伤的程度，局部组织是否被污染或需要经常受摩擦，排除上述因素，一般来讲，运动损伤后，及时休息，避免再次剧烈的运动撞击，那么轻度的运动损伤通过休息或简单的热敷是可以自愈的。

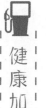

运动损伤在日常生活中十分常见，为减少运动损伤发生的可能，需要做到以下几点。

整理活动　整理活动是消除疲劳，促进体力恢复的一种良好方法。在剧烈运动后进行整理活动，即慢跑、呼吸体操及各肌群的伸展练习。这些伸展练习可消除肌肉痉挛，改善肌肉血液循环，减轻肌肉酸痛和僵硬程度，消除局部疲劳，对预防运动损伤发生的疼痛也有良好作用。整理活动有利于偿还运动时所欠的氧债。可以使肌肉放松，可避免由于局部循环障碍而造成过量乳酸堆积所致的酸痛。

物理疗法　特别是按摩，可以促进血液循环，加速疲劳消除及机能的恢复。对负担量最大的部位，应是按摩的重点，可使用按压、抖动、叩打等手法，按摩应先全身后局部，如某部位运动负担过重，需重点按摩，使紧张的肌肉放松，加速代谢产物的排出，改善局部组织血液循环。

睡觉　睡眠是消除疲劳、恢复体力的好方式。睡眠时体内分解代谢低，而合成代谢相对较高，有利于体内能量的蓄积。因此运动后保持充足的睡眠，可使疲劳以及肌肉关节酸痛快速消除。

（万　丽）

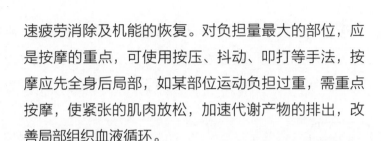

运动后的身体疼痛需要处理吗

# 3. 为什么**缺乏运动**
## 也会引起疼痛

长期久坐不动缺乏运动容易导致人体的抵抗力下降，肢体的血液循环淤滞不畅，局部组织供血供氧不佳，酸性代谢产物堆积而导致机体的酸痛。另外，久坐不动，尤其是办公室工作人员，长时间盯着电脑、颈背部、腰臀部肌肉长时间处于紧张僵直、受压的状态，也会导致颈椎病、腰椎间盘突出症等疾病，这些不良的习惯和缺乏运动的表现，均可导致疼痛的发生。

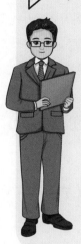

生命在于运动，长期久坐不动是引起诸多慢性疾病的重要原因，比如骨质疏松、糖尿病、肥胖症等，如果饭后就躺在沙发上看手机，或坐在麻将桌上打麻将，不仅增加胃肠道负担引起腹部脂肪的堆积，而且因为活动少，时间久了会导致机体的代谢降低，血糖升高以及尿酸增高，这些因素不仅增加机体患糖尿病、痛风的风险，血糖长期升高和尿酸的影响也都会导致代谢紊乱所致的神经痛或关节痛等，因此生命在于运动，减少久坐，多起身运动和拉伸，将会减少很多退行性的疾病和代谢性疾病所致的疼痛。

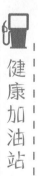

长期不运动对人体的危害是巨大的。长期久坐不动，身体四肢和脏器的血液循环缓慢，体内的代谢产物和废物排出减少，基础代谢率下降，导致脂肪堆积，增加胰岛素抵抗，尿酸排泄减少。长期如此，容易出现脂肪肝、糖尿病、痛风等代谢性疾病。

在运动的时候，循环系统和运动系统处于活跃状态，人的心肺功能能得到充分的锻炼，肺活量增加，心排血量增加，使组织脏器的供血更加充分，大脑的

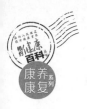

功能状态也会得到改善。同时，运动也可促进机体释放多巴胺、5-羟色胺、内啡肽等调整情绪的快乐激素，减少人的躯体肌肉软组织疼痛的情况，使情绪更加平和。

长期不运动会导致肌肉的萎缩和骨质疏松，随着年龄增长，本体感觉、平衡能力会出现下降，从而导致不运动的人容易出现摔倒的现象。此外，久坐不动还会使心肺功能下降，影响身体的整体健康状态。人的血液循环缓慢，还会罹患下肢静脉血栓、高血压、冠心病等疾病。因此，长期不运动会导致机体代谢缓慢，有害代谢产物积累增加，组织供血不足，并由上述病变所致的疼痛也随之增加，故保持适度的运动和锻炼是对健康有益的。

（万　丽）

# 4. 为什么**剧烈运动**后会出现全身广泛的疼痛

因为在剧烈运动时，全身的肌肉会过度用力，出现收缩紧张状态，肌肉收缩运动中，葡萄糖代谢产生大量的乳酸等代谢产物堆积在肌肉之中，刺激肌肉组织中的伤害性感受器，从而引起运动者全身广泛的疼痛。

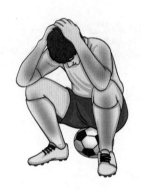

　　出现酸痛以后一定要注意保暖休息，给受力的肌肉恢复创造条件，并且在运动后可以适当放松地锻炼，并对酸痛肌肉进行按摩处理，促进肌肉过度水肿的消退。如果患者的症状比较明显，可以应用肌肉松弛剂及活血化瘀药物治疗，缓解肌肉的酸痛，并且促进血液的循环，水肿的消退，从而治疗肌肉酸痛的症状。如果患者剧烈运动以后，肌肉酸痛的症状长时间不恢复，可以考虑针灸、理疗的治疗来促进肌肉酸痛的缓解。

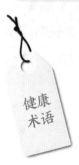

### 弥散性疼痛

　　疼痛不仅发生于刺激局部，且可扩展到受累感觉神经的支配区。疼痛会从肢体的近心端向远心端放散，犹如传电感。常见于神经干、神经根或中枢神经系统病变受到刺激时。

### 广泛性疼痛

　　是一种至少波及五分之四体表面积的弥漫性疼痛，与严重的情感障碍（焦虑、愤怒/沮丧或抑郁情绪）或功能障碍（干扰日常生活和社交）相关。

（万　丽）

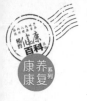

# 5. 运动损伤可以出现于哪些部位

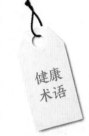

**运动损伤**

　　是指在运动过程中发生的、造成人体相关组织、关节、肌肉等的解剖损伤或生理紊乱的一类伤害。损伤类型包括肌肉肌腱、韧带等软组织损伤、骨与关节及软骨损伤、神经血管及器官等损伤。

　　运动损伤主要包括肌肉拉伤、肌肉挫伤、韧带损伤、腰扭伤、骨折、肌肉痉挛等，运动中应注意防护，预防损伤的出现。

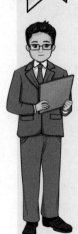

**为什么会出现运动损伤**

　　运动损伤的出现主要与运动之前未做充分热身活动、未注意防护，如佩戴护膝、护腰、头盔等有关。同时应注意选择平坦、宽阔的运动场地，避免长时间剧烈运动，运动后应做好相应肌肉的拉伸与放松。

**运动损伤最易出现的部位有哪些**

　　运动损伤易出现的部位包括膝关节、踝关节、肩关节、肘关节、腕关节、髋关节及其周围肌肉软组织、肌腱、韧带，此外还可以出现在颈部、腰部，如急性腰扭伤、软组织挫伤等。

（谢朝晖）

二

# 运动损伤的
# 治疗

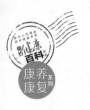

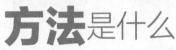

# 6. 运动损伤的首选治疗方法是什么

关键词

运动损伤 治疗方法

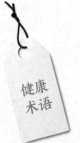

健康术语

**急性运动损伤**

运动造成受伤后 24~48 小时内即为急性运动损伤，损伤部位一般会出现肿胀、疼痛、淤血及功能活动障碍等。

运动损伤分为急性损伤、慢性损伤，其中急性损伤包括肌肉肌腱拉伤、韧带扭伤、挫伤、骨折、关节脱位、开放性创伤、关节内伤害、神经血管伤害。慢性损伤包括慢性肌腱炎或筋膜炎、肌腱腱鞘炎、骨化性肌炎、创伤性关节炎、滑液囊炎等。

**专家说** 运动损伤的种类及首选治疗方法有哪些

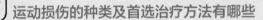

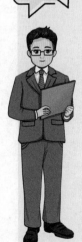

1. 对于急性损伤，在发生运动损伤后，应立即停止运动，保持休息，避免对患处造成二次伤害。简单的急性损伤依据情况可使用微波治疗、冷敷等物理治疗方式，促进局部消肿，并可配合服用布洛芬缓释胶囊、塞来昔布胶囊等抗炎镇痛药物进行治疗；若进行简单的处理后，症状仍不能缓解，则需前往医院进行相关检查，并对症治疗。

2. 对于慢性运动损伤，首选物理治疗及运动疗法。常见的物理治疗有中频电疗法、体外式冲击波、触发点疗法、红外线等治疗，以促进局部血液循环，缓解局部疼痛。运动疗法是康复治疗的核心治疗手段，常见的运动疗法技术包括常规运动疗法技术、脊柱牵引疗法、减重训练、水疗、健身气功、神经生理学疗法、运动再学习、强制性运动疗法、麦肯基技术等。通过恢复训练、稳定性训练、离心肌力训练等方法，促进关节液的顺畅流通，改善局部血液循环，加速了关节软骨的新陈代谢，炎性物质得到良好吸收，使局部功能得到恢复。此外，对于慢性运动损伤还可以借助科学的肌肉拉伸、自我筋膜松解等亦可以有效促进运动性疲劳恢复。

（谢朝晖）

# 7. 为什么运动损伤造成的疼痛需要做**辅助检查评估**

运动损伤造成的疼痛类型多样，包括关节扭伤、肌肉拉伤、韧带断裂等。为了准确诊断损伤的程度和类型，制订科学合理的治疗方案，通常会进行一些针对性的检查来评估损伤详情。

关键词

运动损伤　疼痛　辅助检查

**专家说** 运动损伤后常用的辅助检查有哪些

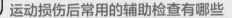

借助常用的运动损伤辅助检查，即影像学检查，包括X线检查、彩超、MRI（磁共振成像）或CT（计算机断层扫描），可明确关节、肌肉及软组织损伤情况。运动损伤疼痛的辅助检查是一个系统和全面的过程。将损伤病史与合理的辅助检查结合起来，能够较为准确地确定损伤的程度和类型，从而为后续的治疗提供有力的支持。

（谢朝晖）

锻炼 腰腿疼痛 腰背肌

# 8. 为什么通过**锻炼背肌**
## 可以缓解腰腿疼痛

提到腰腿疼痛，大家最先想到的就是锻炼背肌和口服消炎镇痛药，"锻炼背肌"是治疗腰腿疼痛的重要组成部分，但有不少读者朋友都会遇到这样的问题："我最近一直在锻炼背肌，但腰腿疼痛为什么没有缓解呢？"

有研究发现大多数腰腿疼痛患者是由于腰肌劳损、腰椎退行性病变、腰椎间盘突出、腰椎稳定性差导致，而通过锻炼腰背肌可增加腰椎的稳定性，同时对维持身体的平衡有帮助，尤其是在进行体力活动时；适当的腰背肌锻炼还可以放松腰背部的肌肉，对于腰肌劳损引起的疼痛不适，可以起到预防及缓解作用；且强大的腰背肌对腰椎可以起到保护作用，减轻腰椎的负担，从而减慢脊柱退变的速度。

**专家说**

### 任何锻炼都能缓解腰腿疼痛吗

如果仅仅以锻炼为目标，在完全不注重锻炼方式的情况下，有时候不仅不会缓解腰腿疼痛，还会对脊柱造成一定的损伤。例如做剧烈的跑跳运动，或者腰部有大幅度扭转的运动时，如果造成腰椎间盘压力过大，就会诱发腰椎间盘突出症。比如说铅球，举重，标枪等。

### 锻炼背肌后还会腰腿疼痛吗

锻炼作为一种物理治疗，主要起到缓解疼痛的作用，是腰腿疼痛的一种辅助治疗方式，但不能完全杜绝病因。锻炼背肌后还会腰腿疼痛，为什么还要锻炼呢？我们锻炼的意义并不单纯为了减轻腰腿疼痛，更重要的是通过增加腰背肌的力量增加腰椎的稳定性，对腰腿疼痛起到预防及缓解作用。

### 锻炼背肌运动处方有哪些

常见的锻炼腰背肌的方法如下。

小燕飞　指躺在床上，将肚子贴在床面，双手、双脚与头向上抬举，每日坚持做 4~5 组，每组可以做 10~20 次。

五点支撑法　在床上，背朝床面，腹部朝天，然后用双肘、双足跟，以及头部顶在床上，即五个点顶在床上之后，尽量将腹部抬起，呈 C 形或者拱形的姿势，称之为五点式。一起一落为 1 次，建议每日进行 20~30 次。

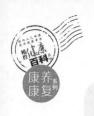

　　三点支撑法　　平躺于床面上，双臂放置于胸前，用双足以及头顶支撑身体，使全身尽量腾空，随后使身体尽量呈弓形撑起，背部尽力后伸，以锻炼腰背肌肉。

　　平板支撑法　　身体呈一条直线，用脚趾和前臂做支撑，腹肌收缩保持 10 秒，再放松，注意全过程不要憋气，保持 10 秒，做 10 个，以训练核心肌群。

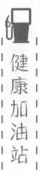

健康加油站

　　体育锻炼可促进机体的新陈代谢，骨密质增加、骨变粗、骨小梁的排列更加整齐而有规律，骨表面肌肉附着点的凸起增大，提高固定性能，同时增加了肌肉中毛细血管的开放数量，使机体内的血流量增加，肌纤维增粗，肌肉体积增大，使肌肉收缩力量增大、速度快、弹性好、耐强，且增强了关节周围的肌肉、韧带的力量和柔韧性，从而加固了关节、增加了关节的活动度。在运动中会对身体起到更好的保护，增加身体灵活度及稳定性。

（谢朝晖）

如何通过运动缓解日常疼痛

# 9. 运动损伤后**疼痛剧烈**时是否可以**服用镇痛药**

提到运动损伤后剧烈疼痛时，大家最先想到的就是服用镇痛药，镇痛药是治疗运动损伤后疼痛的重要组成部分，但有不少读者朋友都会遇到这样的问题："我运动损伤后疼痛剧烈时可以服用镇痛药不用做别的治疗吗？"

有研究者发现大多数镇痛药可以缓解大多数运动损伤导致的剧烈疼痛，但是运动损伤后剧烈疼痛分为软组织挫伤、肌腱或韧带的断裂、软骨损伤等。但是服用镇痛药时应有节制，如果盲目过早地服用镇痛片，虽然可以暂时缓解疼痛，但服用镇痛药后掩盖了疼痛的部位和性质，不利于医生观察病情和判断患病部位，不利于医生正确诊断和及时治疗。

**镇痛药有哪几种**

镇痛药通常分为非甾体抗炎药、中枢性镇痛药、麻醉性镇痛药、解痉类镇痛药、抗焦虑类镇痛药五大类。

**1. 用于非特异性抗感染治疗的非甾体抗炎药**　代表药物有布洛芬胶囊、阿司匹林片、塞来昔布胶囊等，广泛使用于运动损伤后导致的关节疼痛、软组织损伤等，但可能会引起胃肠道反应。

2. 用于缓解术后疼痛的中枢性镇痛药　代表药物有曲马多缓释片、利多卡因等。

3. 主要用于治疗癌痛的麻醉性镇痛药　代表药物有吗啡镇痛剂、哌替啶片等，镇痛效果较强。

4. 用于治疗平滑肌痉挛性疼痛的解痉类镇痛药　代表药物有阿托品片、山莨菪碱片等。

5. 用来缓解头痛、神经性头痛的抗焦虑类镇痛药　代表药有地西泮片等。

**运动损伤后疼痛剧烈时应该选择哪种镇痛药**

常见的运动损伤后导致的剧烈疼痛包括软组织的挫伤、肌腱或肌肉的撕裂伤、关节软骨的撕裂、关节的脱位、骨折等。根据不同的病因及疼痛程度，一般可选择非甾体抗炎药、中枢性镇痛药、麻醉性镇痛药、解痉类镇痛药4种。

**哪些情况下运动损伤导致的剧烈疼痛不应该使用镇痛药**

以下几种情况下不应该使用镇痛药。①患者诊断不明确，盲目地使用镇痛药会后掩盖了疼痛的部位和性质，不利于医生观察病情和判断患病部位，不利于医生正确诊断和及时治疗；②患者有消化系统溃疡、消化道出血等疾病时禁用非甾体抗炎药。

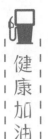

非甾体抗炎药作为日常生活中的常备药，当运动损伤后出现疼痛时，首选非甾体抗炎药，但如果有消化系统溃疡时，不建议使用，因为其会加重消化系统溃疡，甚至出血。有些运动后肌肉痉挛导致的疼痛，应搭配一些肌松药物一起使用，如乙哌立松片等，会使效果更佳。

（谢朝晖）

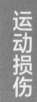

# 10. 运动损伤导致的疼痛可以做哪些**有创治疗**

提到运动损伤导致的疼痛时，有不少读者朋友都会遇到这样的问题："我运动损伤导致的疼痛经口服镇痛药效果不佳时可以做哪些治疗呢？"

有研究者发现，运动损伤后导致的膝关节内游离体引起的关节交锁症状、肩袖撕裂、肌腱或韧带的断裂、软骨损伤等疼痛严重，经口服镇痛药效果欠佳时，可以选择手术治疗来缓解疼痛及去除病因。

**健康术语**

### 神经阻滞

是指在脊神经根（节）、后支，神经干、丛周围注射阻滞药物（局部麻醉药物、激素等），阻滞其感觉冲动传导并调控相应神经，使所支配的区域疼痛缓解，称神经阻滞。

**专家说**  疼痛有哪几种有创治疗

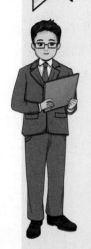

根据损伤部位的不同，可分为关节相关损伤、脊椎源性损伤、软组织损伤三大类，按照类别的不同可以选择关节镜手术、脊柱内镜手术、神经阻滞三种。

1. **关节镜手术**  例如前交叉韧带、后交叉韧带重建手术、半月板切除或修复、游离体取出、肩袖损伤的修复、肩盂部分切除或修复、踝关节关节内损伤、指尖关节等损伤都可以使用关节镜进行微创手术。

2. **脊柱内镜手术**  运动引起的椎间盘突出伴神经根病、腰椎滑脱等都可以使用脊柱内镜进行微创手术。

3. **神经阻滞**  对于软组织损伤、腰椎小关节紊乱等可通过神经阻滞微创治疗。

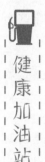

健康加油站

随着医疗技术的进步，运动损伤导致的疼痛越来越多能通过微创手段得到治疗，其中神经阻滞、关节镜及脊柱内镜作为微创治疗的三大手段大家已经耳熟能详。因为微创治疗对患者局部组织的破坏及损伤较小，术后可以早期康复，利于患者机体功能的康复。

（谢朝晖）

# 11. 为什么运动劳损早期要
# 避免按摩

运动损伤的发生与运动训练安排、运动项目、运动技术、运动训练水平和运动环境等诸因素有关。人体的某些部分有其自身的解剖弱点和运动项目技术的特殊要求，运动就有可能发生损伤。

**运动劳损后何时应避免按摩**

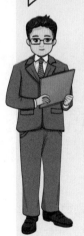

急性运动损伤在最初 24~48 小时内，肌肉、韧带等软组织发生的损伤可引起诸如肌肉撕裂、血管破裂，损伤处开始发生肿胀以及疼痛。破损的血管出血会进一步引发继发性低氧性损伤，导致细胞组织坏死。因此，早期治疗目的在于有效地控制过度出血。运动损伤后，应给予伤处愈合时间，不再使用、不受压负重，轻则休息 1~2 日。重则需要拐杖、夹板或石膏支具等保护。反复运动引起的轻微损伤可累积成疾，需要适时停止运动。足够休息和治疗可以愈合轻微损伤。

出现轻微损伤时，可能会伴随疼痛不适。虽然咬牙坚持等精神心理状态可能在某种程度上减少疼痛信号传递，从而缓解部分疼痛，但疼痛实际上是身体受损的警示信号。这些方法并不能减轻局部受损组织的

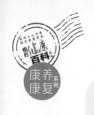

康养<br>康复

关键词

运动损伤 动静结合

实际损伤，持续运动会引起更严重的伤害，导致疼痛进一步恶化。急性损伤后，疼痛大多建立在无菌性炎症基础上。尽快接受专业运动损伤医生的物理治疗。对局部受损软组织和韧带消炎、消肿、镇痛、促愈合。损伤早期是一定要注意不能局部按摩的。本来局部出血的组织通过一系列处理后，慢慢血管收缩消肿，但是如果按摩则会再次诱发局部出血，加重肿胀疼痛的症状，这一点和中医的观点可能有些不一致。但是急性期过了之后，可以采用一些轻手法的按摩，来帮助恢复。

（谢朝晖）

# 12. 什么运动损伤后
# 不能绝对卧床休息

运动损伤后，伤肢在一段时间内应该减少运动、避免负重，这是必要的。但是单纯静养能否使受伤的肢体恢复正常呢？我们在临床上会遇见这样的情况：受伤肢体固定一段时间后，组织愈合了，但关节是"僵的"，不能弯曲到正常的角度，甚至"像一根棍儿"一样；"腿也细了"，伤肢的肌肉发生了明显的萎缩。为什么会发生这种情况呢？

伤肢因为长期不运动或很少运动，导致肌肉很少工作，就会出现失用性肌肉萎缩。为了预防以上情况的发生，受伤后的肢体需要做相应的康复锻炼。

**专家说**

### 如何正确锻炼，动静结合

在固定期内，受伤者可以做以下练习。

首先是关节活动度的练习　为了防止粘连，这个练习应在绝对固定期结束后及时开始。练习时要按照循序渐进的原则进行，每次练习后都要进行冰敷，减少关节的肿胀和疼痛。

其次是肌肉力量的练习　包括肌肉的静力性收缩、患肢抬高练习等。同时，还应重视固定部位相邻关节的活动度练习，以防止未受伤部位的功能减退。

待固定期结束后，应该加大以上练习的强度，这需要长期坚持，直至关节活动度与肌肉力量都恢复至正常或接近正常，才能参加剧烈运动，否则很容易再次受伤。此外，伤肢固定期间，尤其是下肢受伤后，并不需要整日卧床休息。可以在扶拐伤肢不负重的情况下行走，这样可以避免长期卧床带来的褥疮、便秘、内脏系统功能失调等并发症。

因此，运动损伤后，要"动-静"有机地结合，这样才能达到理想的恢复效果。

（谢朝晖）

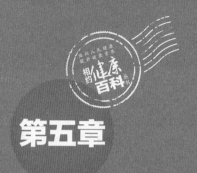

# 第五章

# 治疗疼痛的常用技术

# 药物治疗
# 疼痛

# 1. 为什么疼痛时要**及时接受治疗**而不是忍着

关键词

疼痛  治疗  忍受

在人们的传统观念中，忍受疼痛是一种歌颂的"美德"，如"关羽刮骨疗伤"。殊不知，随着医学的发展，疼痛不仅是一种症状，更是一类疾病，所以疼痛应该及时接受治疗。

疼痛是我们日常生活最常见的问题之一，也是大脑对身体"威胁信号"的正常生理反应，提示身体遇到了威胁或者潜在的伤害。此外，身体的疼痛还是某种疾病或身体损伤的早期预警信号，例如：阑尾炎患病初期可能只是右下腹轻微疼痛，若不及时治疗，慢慢地可能会发展为阑尾穿孔、感染，严重时可能威胁生命。所以，早期发现疼痛并及时治疗疼痛非常关键。

**专家说**

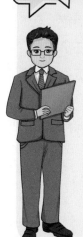

### "好痛"和"坏痛"有什么不同

疼痛分为"好痛"和"坏痛"。"好痛"是生物进化出的一种保护性反应，它可以使得机体离开危险源从而避免遭受损伤，如靠近火源会疼，所以小朋友都知道远离火源。然而，有时尽管危险刺激源被移除，疼痛仍可能持续，这种就称为"坏痛"，例如晚期癌痛，因为肿瘤转移或者治疗引起的疼痛。"坏痛"给患者带来巨大痛苦和折磨，甚至有部分患者因为不能忍受剧烈疼痛产生了自杀的想法并付诸行动。

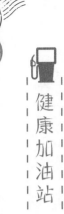

# 什么样的患者需要去疼痛科治疗

众所周知，肚子疼要去消化内科，心绞痛要去心血管内科，牙痛要去口腔科等。但是，什么样的患者需要去疼痛科呢？疼痛科比较常见的病种包括但不限于：癌性疼痛、带状疱疹后神经痛、糖尿病周围神经痛、纤维肌痛、神经痛、偏头痛、紧张性头痛、椎间盘突出伴根性症状、红斑肢痛症等。尤其是癌性疼痛，各种癌症患者中70%~90%都伴随有不同程度的疼痛，晚期癌症患者更是会产生剧烈癌性疼痛。约30%的严重癌痛患者，不能忍受剧烈疼痛丧失生存的信心，产生自杀的想法或行动。美国癌症研究协会指出，对晚期癌症患者疼痛的治疗比治疗癌症本身更重要。

## 疼痛该如何治疗

世界卫生组织在1986年发布《癌痛三阶梯止痛治疗》。于1991年正式在我国推行。癌痛的治疗，药物是基础。慢性疼痛的治疗也常参照"癌痛三阶梯疗法"，对于轻度疼痛使用非阿片类药物治疗，如非甾体抗炎药布洛芬；中度疼痛使用弱阿片类镇痛药，比如可待因、曲马多等，同时复合非甾体抗炎药；重度疼痛必要时可以采用强阿片类药物，比如吗啡缓释片等，同时复合非甾体抗炎药。

（黄佳彬　熊东林）

# 2. 治疗疼痛的**口服药物**
## 分哪些类型

关键词

日常生活中常见的口服镇痛药物分为非甾体抗炎药，我们最熟悉的布洛芬就属于非甾体抗炎药；阿片类药物，比如治疗中重度疼痛的羟考酮；还包括辅助镇痛药，如抗抑郁类药、抗惊厥类药、抗焦虑类药、解痉镇痛类药、激素类药等。在临床治疗中，往往根据患者疼痛情况联合用药。不同类型镇痛药物可发生协同作用，患者必须根据病情在专业医生指导下用药。

镇痛药 口服

**专家说**

**镇痛药是餐后服用，还是空腹服用比较好**

大多数镇痛药不能空腹吃，需要在餐后服用，或者是进食少量的牛奶、果汁后再服用，这样可以保护胃肠道黏膜。如果空腹服用镇痛药物，可能会增加胃肠道不良反应的风险，例如引起腹胀、上腹饱胀、食欲减退，甚至出现恶心、呕吐等症状，严重的还可能会出现急性胃黏膜病变，从而导致胃出血的发生。而餐后服用，可以明显降低这种药物副作用。

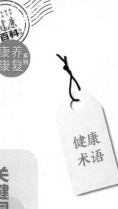

**镇痛药的不良反应**

根据镇痛药分类不同，镇痛药的副作用可以分为以下几个部分。

1. 非甾体抗炎药最大的不良反应是胃肠道的刺激。例如，胃溃疡患者口服非甾体抗炎药会增加消化道出血风险，往往需要配合护胃治疗；对于基础疾病较多的老年患者，非甾体抗炎药可能导致高血压控制欠佳。

2. 弱阿片类镇痛药最常见的不良反应是恶心、呕吐，胃肠道的不良反应比较剧烈。

3. 阿片类药物认为是治疗急性和慢性疼痛最有效的镇痛药，一般用于治疗癌性疼痛或者中重度疼痛。长期使用强阿片类会出现诸多副作用，如镇痛效果减弱、恶心、呕吐、嗜睡、头晕、皮肤瘙痒、呼吸抑制等。

（黄佳彬　熊东林）

# 3. 我该如何向医生**描述**
## 自己感受到的**疼痛**

疼痛患者向医生描述疼痛时，应该从疼痛的位置、时间、性质、严重程度、疼痛的规律，加重或者缓解因素等方面进行描述。正确描述疼痛助于医生了解病情并制订合适的治疗计划。

通常需要描述的疼痛包括以下内容。①疼痛的位置：告诉医生哪里疼，是否有身体的其他部分疼痛；②疼痛的时间：疼痛是什么时候开始出现的；③疼痛的性质：描述疼痛是钝痛、刺痛、烧灼感等；④疼痛是持续存在还是阵发性的；⑤什么情况下疼痛会加重，什么情况下疼痛会缓解；⑥疼痛的严重程度评分。

**如何进行疼痛评分**

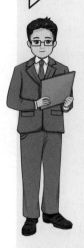

　　疼痛评分是一种量化疼痛强度的工具，是根据患者的疼痛感觉给出的一个分数，帮助医护人员量化疼痛的严重程度。常见的疼痛评分工具包括以下内容。

　　视觉模拟评分法（visual analogue scale，VAS）　VAS是一条未标记的直线，其一端表示"无痛"，另一端表示"疼痛难以忍受"。患者在直线上标记出自己感觉的疼痛程度。

　　数字分级评分法　要求患者从0（无痛）到10（最严重的疼痛）之间选择一个数字来描述他们的疼痛程度。

　　面部表情评分法　特别适用于儿童或语言沟通有障碍的患者，使用一系列带有不同表情的面孔图示，从无痛的微笑脸到极度痛苦的哭脸，患者选择最能代表其疼痛感觉的表情。

　　文字描述评分法　这种方法中，患者选择最符合其疼痛感觉的描述性词语，如"轻微""中等""严重"或"极度"。临床上最常用的是VAS评分法。

（黄佳彬　熊东林）

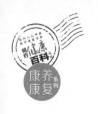

# 4. 为什么不能**自行随便**服用镇痛药

在大部分人的认知中，镇痛药可以快速镇痛，但是一旦疼痛控制以后，大部分患者服药依从性变差。甚至有些患者担心长期用药产生依赖性，不按照医嘱规律服药。事实上，随意停用镇痛药会造成疼痛反复，难以控制。所以，镇痛药应该在医生指导下逐步减量。

**专家说** 生活中常见的疼痛加重就增加镇痛药剂量，合适吗

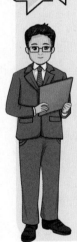

这种方式是不合适的，很多人认为身体出现的疼痛越明显，服用的药量就要越多，如果自行增加剂量，药量过多会出现副作用，严重的还会引起生命危险。镇痛药的服用应该在医生指导下加量，剂量过大会损害身体健康。比如说，我们家里自备的布洛芬，如果超说明书大量用药，会增加消化道出血风险；大量服用阿片类药物会造成患者呼吸抑制、嗜睡等毒副作用，甚至威胁患者生命。

（黄佳彬　熊东林）

健康
云课堂

止痛药叠加服用可行吗

关键词

心理因素　抑郁

# 5. 为什么治疗疼痛时会使用一些
# 抗焦虑、抗抑郁类药物

疼痛会给患者带来痛苦，造成精神、情绪情感及生理多方面的紊乱，长期的疼痛可能导致焦虑和抑郁。近年来研究表明，心理因素可导致躯体感觉异常。慢性疼痛是一种临床综合征，致病因素包括病理、生理、心理、社会因素。在排除器质性病变的情况下，通过使用抗焦虑和抗抑郁药物，可以通过改善情绪状态减轻患者疼痛。

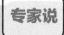专家说 抑郁症和疼痛有什么关系

 抑郁患者往往以躯体疼痛不适为主诉，往往会用疼痛问题掩盖心理问题。抑郁症和疼痛之间的共病非常常见，抑郁和疼痛之间的关系似乎是双向的。据报

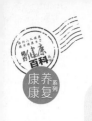

道，30%～60% 的抑郁症患者具有疼痛症状。此外，疼痛和抑郁之间的关系不仅表现在高共存关系，他们还互相促进，慢性疼痛是随后抑郁发作的强预测因子，反之亦然。如果抑郁症得不到改善，疼痛的治愈也很困难。

（黄佳彬　熊东林）

健康云课堂

孩子一考就痛，是病吗

# 6. 为什么一些**镇痛药**也可以用于**退热**

常用于退烧的解热镇痛药，俗称止痛药，通常指的是非甾体抗炎药，例如大家在发热时吃的布洛芬，也是临床常见的镇痛药。非甾体抗炎药通过抑制前列腺素的合成，发挥其解热、镇痛、消炎作用。另外，非甾体抗炎药还可以影响大脑中调节体温的区域，特别是下丘脑，减少体内炎性介质的产生。因此，当我们服用这些镇痛药时，不仅可以减轻由于身体的炎症反应引起的疼痛，还可以通过调节身体的温度反应来帮助降温。

**是不是不舒服就可以吃非甾体抗炎药**

　　在一些感冒或流行性感冒症状中，非甾体抗炎药既能缓解疼痛也能帮助退烧。但是，发热往往伴随感染或者肿瘤等疾病，会出现嗜睡、体力下降、食欲下降等症状。所以在治疗过程中，除了使用非甾体抗炎药镇痛退热，还需要积极治疗原发疾病，避免镇痛药掩盖了原发疾病。

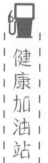

### 常见非甾体抗炎药及使用方法

| 常见 NSAID 药物举例 | 每次剂量 | 最大日剂量 /mg | 主要不良反应 |
|---|---|---|---|
| 布洛芬 | 口服：300~400mg | 1 200 | 胃肠道反应 |
| 洛索洛芬 | 口服：60mg | 180 | 存在药物相互作用 |
| 萘普生 | 口服：250~500mg | 1 000 | 胃肠道反应、肾毒性 |
| 双氯芬酸 | 口服：100mg<br>栓剂：50mg | 100~200 | 胃肠道反应、肝损伤 |
| 氯诺昔康 | 口服：8mg | 32 | 胃肠道反应、肾毒性 |
| 吲哚美辛 | 口服：25~50mg<br>栓剂：50~100mg | 100 | 胃肠道反应，血细胞减少 |
| 塞来昔布 | 口服：200mg | 400~600 | 轻度胃肠道反应、心血管不良反应 |

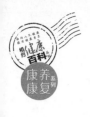

| 常见 NSAID 药物举例 | 每次剂量 | 最大日剂量 /mg | 主要不良反应 |
|---|---|---|---|
| 依托考昔 | 口服：30~60mg | 60~120 | 轻度胃肠道反应、心血管不良反应 |
| 艾瑞昔布 | 口服：100mg | 200 | 轻度胃肠道反应、心血管不良反应 |

续表

注：从小剂量开始，避免禁忌证。同类药物间不联用，以免增加毒副作用。

（黄佳彬　熊东林）

**关键词**

**吗啡　阿片肽　阿片类药物**

# 7. 为什么**阿片类药物**可以用于**镇痛**

　　阿片类药物通过抑制疼痛的信号传导产生镇痛作用。阿片类药物激活中枢神经系统中的阿片受体，从而抑制痛觉信号在中枢神经系统中向上传导，导致传导到大脑皮层的痛觉信号强度很低或者完全被过滤掉了，从而使患者感受到的痛觉减弱或消失，从而起到了镇痛作用。

　　阿片类药物中最具代表性的是吗啡，吗啡是中重度疼痛治疗的金标准。人类体内存在一种小分子阿片肽，可以阻止疼痛信号传入大脑，同时提高大脑感知痛觉的阈值，而吗啡通过模仿大脑中的天然阿片肽的作用，阻断了疼痛信号的传递，减少了疼痛感觉。所以，阿片类药物通过这种方式发挥作用，它们能够非常有效地减轻疼痛。

## 专家说 吗啡就是鸦片吗

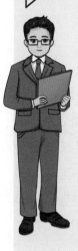

从成分上讲，两者具有相似属性；从属性来讲，吗啡是中重度疼痛最常用的镇痛药，鸦片是最为耳熟能详的毒品。虎门销烟，中国清朝政府委任钦差大臣林则徐在广东省东莞市虎门镇集中销毁鸦片。时至今日，鸦片依然是刑法明文规定的毒品之一。然而，吗啡是鸦片中最主要的生物碱，也是鸦片中的主要成瘾性物质。在严格管理下合理使用吗啡，具有一定的临床治疗价值，称为药品；如果为非正常需要而强迫性寻求欣快感，则这类物质失去了临床治疗意义，则称为毒品。所以，让我们在医生指导下合理使用吗啡镇痛，共同创造天下无痛的美好明天！

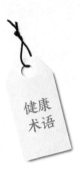

### 阿片类药物副作用

阿片类药物认为是治疗急性和慢性疼痛最有效的镇痛药。长期使用阿片类药物使其镇痛作用减弱，导致阿片类药物镇痛耐受。吗啡镇痛耐受指长期反复使用吗啡，使得吗啡的镇痛作用减弱，为了维持一定的镇痛效果需要不断增加吗啡使用剂量。吗啡镇痛耐受的最主要表现就是镇痛作用减弱，镇痛时间缩短，患者往往通过增加吗啡剂量来达到相应的镇痛效果。但是增加吗啡使用剂量的同时，患者会出现诸多副作用，如恶心、呕吐、嗜睡、头晕、皮肤瘙痒、呼吸抑制等。

（黄佳彬　熊东林）

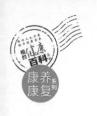

# 8. 为什么使用**阿片类药物**
# 需要**严格控制**

**关键词**

**成瘾性 滥用**

阿片类药物具有潜在的成瘾性，其滥用已成为严重的公共卫生问题。这些药物，如吗啡、可待因或羟考酮，在强效的镇痛之余，还能产生强烈的欣快感，一旦不加以控制，易导致成瘾。长期服用还会产生耐受性，需增加剂量以维持镇痛效果。使用不当还可能导致呼吸抑制、剧烈呕吐、精神异常等副作用，严重时甚至危及生命。

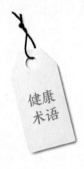

**戒断反应** 戒断反应是指停止使用药物或减少使用剂量后所出现的一系列特殊的心理和生理症状。这是因为长期使用药物后，身体和心理对药物产生了依赖性，突然停药或减少使用剂量会导致身体无法适应，从而出现一系列的不适症状。

**专家说** 患者接受阿片类药物治疗会产生成瘾性吗

阿片类药物治疗疼痛是为了镇痛，而成瘾性则是产生欣快感。镇痛作用不等于欣快感。不恰当地使用阿片类药物，确实会产生成瘾性；但是临床医生使用阿片类药物治疗中重度疼痛，极少出现成瘾性。所以阿片类药物需要在医生监督下服用，同时医生和患者需要密切合作，以确保药物使用的安全性和有效性，防止成瘾和滥用风险。

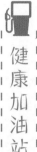

健康加油站

### 吗啡无"天花板效应"是什么意思

随着剂量增加镇痛效果会增强，但不良反应也会随之增强。对于疼痛控制不满意的患者可在医生指导下进一步调整用药剂量，同时注意监测及处理药物不良反应。吗啡的"无天花板效应"是相对非甾体抗炎药的镇痛"有天花板效应"而言的，即镇痛效果不会随着剂量增加而增强，但药物的不良反应会因为药物剂量的增加而加大。

（黄佳彬　熊东林）

关键词

阿片类药物　镇痛　成瘾

# 9. 使用阿片类药物镇痛会有成瘾性吗

很多人在谈到使用阿片类药物时第一反应常是会不会成瘾、形成依赖，甚至谈"阿片"色变。其实与美国等发达国家相比，我国使用阿片类药物远远不足、很多患者的疼痛无法得到规范、及时处理，镇

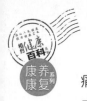

痛远远不足。虽然合理、规范使用阿片类药物成瘾的风险较低，但仍需谨慎使用，并遵循专业医生的指导。

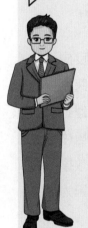

　　疼痛是晚期癌症患者最常见的症状之一，严重影响癌症患者的生活质量。及时控制肿瘤患者的癌性疼痛，能够提高中、晚期癌症患者生活质量。口服阿片类药物是目前治疗癌性疼痛的主要手段之一。规范、充分使用阿片类药物可以良好控制约 80% 的癌痛。

### 如何避免阿片类药物成瘾

　　合理规范使用阿片类药物是避免阿片类药物成瘾的重要手段。阿片类药物的使用需要经过专业医生评估病情后才能使用，根据患者的疼痛程度及病情选择合适的药物种类、剂量及剂型。使用阿片类药物的过程中要遵循首选口服给药、逐步加量、规律服用的原则，并及时对症处理可能出现的恶心、呕吐、便秘等不良反应。

### 哪些疾病需要使用阿片类药物

　　对于一些疼痛剧烈疾病，如癌性疼痛、中重度神经痛及难治性疼痛疾病的患者，可在医生指导下规律服用阿片类药物。而对于一些轻度疼痛的疾病则需避免服用阿片类药物，以免形成阿片类药物滥用及成瘾。

### 肿瘤患者长时间服用阿片类药物是否会成瘾

　　伴有癌性疼痛的肿瘤患者规范使用阿片类药物可以有效缓解患

者疼痛，也可以保证患者积极配合抗肿瘤治疗，甚至对于一些肿瘤终末期患者来说，镇痛治疗成为唯一的治疗诉求。因此，癌性疼痛患者服用阿片类药物并不是滥用，在医生指导下规律、足量服用阿片类药物极少出现成瘾现象，反而有助于提高患者生存质量。

大量国内外临床实践表明，癌痛患者使用阿片类药物发生成瘾的可能性极低。这是因为癌痛患者使用的阿片类药物主要用于对抗剧烈的疼痛，而在医生的指导下按照疼痛程度规范服用药物，避免了超剂量使用的情况，从而降低了成瘾性发生的可能。口服阿片类药物的过程中无法停药是因为疼痛未缓解，是一种身体依赖而并非成瘾，随着病情的控制，疼痛减轻，医生会根据病情减量或停药。

（陈建平）

关键词

镇痛　药物　不良反应

# 10. **镇痛药**的常见**不良反应**有什么

俗话说"是药三分毒"，对于长时间服用镇痛药物的患者需高度警惕不良反应的发生。不同镇痛药物的不良反应大体上包括：恶心、呕吐、消化道不良反应、肝肾功能影响、血液系统影响及循环系统影响等。

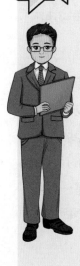

不同类型镇痛药物的作用机制不同，其不良反应也不尽相同。非甾体抗炎药适用于短期镇痛（<5日），长期或大剂量使用会引起消化道溃疡、血小板功能障碍、肝脏毒性和肾脏毒性等不良反应，适合短期治疗轻度疼痛，长期服用这类药物需警惕这些不良反应发生。用于治疗神经痛的离子通道阻滞剂不良反应主要包括：头晕、嗜睡、部分患者可能出现颜面部及四肢水肿。

阿片类药物的常见不良反应包括以下内容。

便秘　几乎所有癌症患者均出现，因此，在开始使用阿片类镇痛药时，就应着手制订一个有规律的通便方案，包括使用轻泻剂和大便松软剂（如乳果糖、麻仁胶囊、番泻叶、橄榄油、石蜡油、复方聚乙二醇电解质散等）。同时癌症患者本身注意调整饮食结构，多吃一些富含纤维素的食物。

恶心、呕吐　癌症患者有50%以上发生在头3~4日，可逐渐适应耐受，若吗啡用量由小剂量开始则会减少此反应，必要时服用止吐药对症处理，如甲氧氯普胺、昂丹司琼片等。

镇静、嗜睡、意识模糊　一般经3~5日便可产生耐受性，并恢复意识正常。为了减轻这些副作用，最好的处理办法是从小剂量用药开始，规范地进行剂量调整。同时癌症患者可以尝试听听音乐，提高大脑兴奋性。

呼吸抑制　虽然很少发生，但却是最令人担心的副作用。因此对有明显呼吸功能障碍的患者要慎用或禁用，而且初次用药者必须在有经验医生指导下进行。在用药过程中，注意观察呼吸的变化。如出现呼吸次数明显减少，不均匀，叹气样呼吸等呼吸抑制的表现，应立即告知医生进行处理。

尿潴留　与镇痛治疗有关的尿潴留是由于吗啡类药物增加平滑肌张力，使膀胱括约肌张力增加、膀胱痉挛而导致尿潴留。尿潴留发生率低于 5%。某些因素可能增加尿潴留发生的危险性，例如：老年患者，且同时使用镇静剂，腰麻术后，合并前列腺增生症等。诱导自行排尿可以采取流水诱导法，或热水冲洗会阴部和／或膀胱区按摩。诱导排尿失败时考虑导尿。对于持续尿潴留难缓解的患者可考虑换用镇痛药。

瘙痒　少见，评估瘙痒的其他原因（例如使用其他药物），考虑使用抗组胺药物如苯海拉明，或异丙嗪等，如果症状无法控制，则考虑更换为另一种阿片类药物。

### 如何避免出现镇痛药物的不良反应

首先，需要根据患者病情选择合适的镇痛药物，这需要在医生指导下使用；其次，正确服用药物可减少不良反应发生，比如服用药物的时机，餐后半小时服药可减少消化道不良反应风险；严格遵守阿片类药物使用间隔，可减少恶心、嗜睡、呼吸抑制等不良反应；逐步加量并避免突然停药可减少加巴喷丁或普瑞巴林这类钙离子通道阻滞剂的不良反应；利用局部麻醉药进行神经阻滞过程中，避免局部麻醉药物入血、入脑脊液，可有效避免出现局部麻醉药中毒。

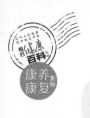

**关键词**

神经痛 营养神经 药物

**出现镇痛药物不良反应如何处理**

如果出现恶心、呕吐、反酸等不良反应，可适当使用抑酸、镇痛、保护胃黏膜药物缓解症状；服用阿片类药物后出现便秘可同时服用促进胃肠蠕动、软化大便等改善症状，出现尿潴留可试用听流水声的办法辅助排尿，效果不佳时需要插尿管；出现消化道出血、严重呼吸抑制以及肠梗阻等症状需立即停药，并及时到医院就诊。

（陈建平）

# 11. 为什么神经痛需要辅助使用 **营养神经**的药物

神经病理性疼痛（neuropathic pain），简称"神经痛"，是一种常见的慢性痛，是由创伤或疾病致外周或中枢神经受损所引起异常的疼痛状态。神经病理性疼痛的产生有很多原因，包括从物理、化学损伤到代谢性复合性神经病变。尽管患者的临床症状相似，但其病因却各不相同。腰椎间盘突出症、颈椎病、带状疱疹、三叉神经痛等疾病可出现累及病变区域神经痛表现，其原因可能包括神经被突出的椎间盘机械性压迫，被带状疱疹病毒破坏、损伤，血管压迫神经等，因此，受累神经可能出现神经炎性反应，所以，我们在治疗神经痛的同时，往往需要辅助使用营养神经药物，促进神经修复，进而减轻神经痛。

## 常用的营养神经药物包括哪些

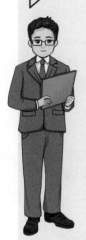

常用的营养神经药物有营养外周神经的维生素类如维生素 $B_1$、维生素 $B_6$、维生素 $B_{12}$ 及其衍生物甲钴胺、腺苷钴胺等。还有一类是神经保护剂，主要是营养中枢神经，包括促进神经生长、修复的神经节苷酯钠、小牛血清去蛋白、脑蛋白水解物、鼠神经生长因子、脑苷肌肽等，促进神经代谢的奥拉西坦、吡拉西坦、胞磷胆碱钠等，清除自由基的依达拉奉等。

## 营养神经药物可以长期服用吗

营养神经的药物一般包括甲钴胺片、维生素 $B_6$ 片等，甲钴胺片本身副作用较少，但长期服用有部分患者会出现皮疹、头痛、出汗等不适症状。如果长期服用维生素 $B_6$ 片也可能会导致不良反应，如周围神经感觉异常、手脚麻木等。长期服用营养神经的药物可能有某些副作用，患者应该严格按照医生的指示服药。使用甲钴胺后会出现过敏、口腔及舌面疱疹、食欲减退、恶心等不良反应，但不良反应发生率较低，症状较轻。维生素 $B_1$ 使用后可出现过敏、头痛、疲倦、烦躁等不良反应，但一般只会发生在过量用药时。由于营养神经的药物不良反应较少，一般可长期使用。但患者必须按建议剂量服用，不可超量服用。使用这类药物时，需要在医生指导下使用。

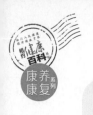

担心药物不良反应，单纯服用营养神经药物可以镇痛吗

　　营养神经药物往往作为神经病理性疼痛治疗的辅助药物，其可以起到促进神经修复进而减轻疼痛的作用。但营养神经药物起效较慢，应用疗程较长，因此单纯使用营养神经药物可能无法快速缓解患者疼痛，搭配使用治疗神经痛的镇痛药物往往可起到事半功倍的效果。

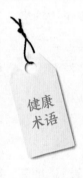

健康术语

顽固性神经痛的克星——脊髓电刺激

　　脊髓电刺激是指通过穿刺将一根或两根电极置入脊髓背侧硬膜外腔，利用脉冲电流持续刺激脊髓神经以缓解疼痛的办法，是截至目前国际医学界针对顽固性神经痛的终极疗法之一。该技术发展至今已超过 40 年，现国际上每年植入约 8 万例，总体有效率 70%~80%。手术适应证包括：背部手术失败后综合征，周围神经损伤性神经痛，复杂性区域疼痛综合征，幻肢痛，脊髓损伤后疼痛，带状疱疹后神经痛等。

（陈建平）

# 12. 为什么**抗癫痫药**也可以**镇痛**

抗癫痫药，是在癫痫发作的治疗中使用的药品。一方面药物可以通过影响中枢神经元，以防止或减少它们的病理性过度放电；另一方面药物可以提高正常脑组织的兴奋阈，减弱病灶兴奋的扩散，防止癫痫复发。这样的作用机制使其可以同时治疗如三叉神经痛、带状疱疹性神经痛、舌咽神经痛、中枢性神经痛等神经病理性疼痛。常见的可以镇痛的抗癫痫药物包括：卡马西平、奥卡西平、加巴喷丁、普瑞巴林、拉莫三嗪等。抗癫痫药种类繁多且作用机制各不相同，并不是所有抗癫痫药物都可用于疼痛治疗。

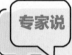 专家说

### 抗癫痫药物如何使用

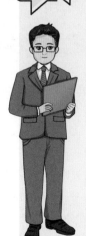

抗癫痫药物通常为口服给药，在使用过程中要遵循小量开始、逐步加量、缓慢减量的原则，以避免快速加量产生恶心、呕吐、头晕、嗜睡等不良反应，同时在疼痛控制后需要减量过程中要缓慢减量，避免因突然停药出现疼痛反跳现象。对于有肝肾功能异常的患者需在医生指导下服用药物，必要时减少药物剂量。

### 抗癫痫药物的不良反应有哪些

卡马西平的常见不良反应有视物模糊、复视、头晕、共济失调、嗜睡、疲劳和恶心呕吐等。对卡马西

抗癫痫药 镇痛

平等药物过敏、房室传导阻滞、血清铁严重异常、骨髓抑制、严重肝功能异常等患者禁用；青光眼、糖尿病、老年人等患者慎用。加巴喷丁、普瑞巴林的不良反应是嗜睡、疲劳、眩晕、头痛、恶心、呕吐、体重增加、紧张、失眠、共济失调、眼球震颤、感觉异常及厌食等。偶见视觉障碍、震颤、思维异常等。急性胰腺炎的患者禁用加巴喷丁。

## 疼痛缓解后是否可以立即停药

　　神经病理性疼痛是一个持续的过程，病情可能出现反复，需要长期治疗。治疗神经病理性疼痛的一线药物多为神经系统药物，这些药物加量和停药通常需要循序渐进的方式，尤其是停药需要建立在有效、稳定治疗效果的基础上，采取逐步减量的方法，以免出现反跳效应。足量足疗程的正确使用药物，是规范性治疗神经病理性疼痛的关键。

（陈建平）

二

神经阻滞
治疗疼痛

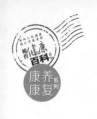
# 13. **神经阻滞**可以治疗什么样的疼痛

神经阻滞是一种应用广泛、疗效确切的镇痛治疗方法，是通过将局部麻醉药物或者消炎镇痛液注射于神经周围而起到镇痛效果。它不仅可以有效缓解由神经根性颈椎病、腰椎间盘突出症、带状疱疹性神经痛、三叉神经痛等神经病理性疼痛疾病引起的疼痛，同时可以作为诊断性治疗手段，帮助我们明确病变神经节段，指导下一步治疗。

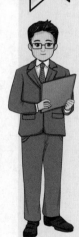

**专家说**

### 所有的神经都可以阻滞吗

理论上来说，所有的周围神经都可以阻滞，如果是由病变神经引起的支配区域的疼痛，选择性神经阻滞可以有效缓解患者疼痛。我们可以通过体表标记或者借助超声、X线、CT等仪器精准地找到我们想要阻滞的神经，将穿刺针置于神经周围，并注射消炎镇痛药，以达到缓解神经炎性反应，进而减轻疼痛的效果。

### 一次神经阻滞就可以永久缓解疼痛吗

对于神经损伤时间较短或急性起病的神经病理性疼痛来说，一次神经阻滞有可能很大程度缓解疼痛，但对于大多数慢性神经病理性疼痛，往往需要多次注射才能消除局部炎症反应，以巩固治疗效果，得到较长时间的缓解；而一些难治性神经病理性疼痛疾病，多次神经阻滞往往也无法完全缓解患者疼痛，这时需要寻求其他治疗手段来缓解疼痛。

**对于神经阻滞无法缓解的疼痛还有哪些治疗方法**

对于一些难治性神经病理性疼痛，比如带状疱疹后神经痛、三叉神经痛、会阴痛、残肢痛、幻肢痛、糖尿病周围神经病变等，神经阻滞往往无法完全缓解患者疼痛，这时我们可以考虑选择神经射频调控技术、脊髓或外周神经电刺激技术及椎管内镇痛装置镇痛技术来帮助患者进一步缓解疼痛。但选择何种治疗方案需在医生评估病情后进行，患者需于医院就诊寻求进一步帮助。

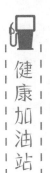

健康加油站

随着老龄化社会的到来，很多老年人会出现身体各个部位的慢性疼痛，即所谓的"十老九痛"。当药物治疗效果不好或者不能耐受药物的副作用时，神经阻滞镇痛技术为老年人群治疗疼痛提供了非常好的选择。针对一些颈椎、腰椎退行性改变出现的慢性颈肩痛、腰腿痛，若老年人不愿意进行手术治疗，神经阻滞镇痛技术同样能显著缓解疼痛。

（陈建平）

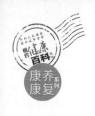

# 14. 神经阻滞会**损伤神经**吗

　　很多患者担心在神经阻滞的时候，锋利的穿刺针会将神经损伤，进而造成一些不可逆的神经功能损害。其实在医学技术还不发达的时候，医生只能通过寻找"异感"来判断针尖是否到达神经周围，但随着超声、神经刺激器及 X 线等技术的普及，我们有更多的办法来判断穿刺针是否到达目标神经，进而很大程度减少了神经损伤的可能。

**专家说**

### 如何避免神经阻滞引起的神经损伤

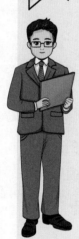

　　对于医生来说，在神经阻滞时避免选用锋利的斜面针头，同时在超声、X 线、CT 辅助下，精准地将穿刺针置入神经周围，避免反复穿刺寻找"异感"，或通过脉冲射频仪诱发相应神经支配区域感觉或运动，均是精准定位目标神经、避免神经损伤的办法。由于目前超声、X 线或 CT 引导下穿刺已大面积普及，广泛应用，神经损伤率已大幅度下降。

### 超声、X 线及 CT 引导下神经阻滞是否会使患者受到辐射

　　超声是通过超声波穿透不同组织成像的。超声相对于 X 线的主要优点是，对患者及术者无放射性，而且对软组织结构（如神经、肌肉、韧带和血管）具有

实时可视性，超声引导可提高软组织和关节注射的准确性，疼痛神经阻滞的安全性。但是对深部组织的分辨率有限，特别是会对肥胖患者的骨结构产生伪影。因此我们在疼痛治疗过程中要联合应用超声及X线、CT或其他影像学技术，以进一步提高穿刺的成功率及安全性。

**神经阻滞后出现神经损伤后怎么办**

虽然神经阻滞后出现神经损伤的概率较低，但是一旦出现神经损伤后，需要及时对症处理。对于脊髓等中枢神经损伤的患者需要使用激素冲击治疗，减轻神经炎性反应；对于外周神经损伤患者，需要及时长期服用营养神经药物，疼痛剧烈的患者可加服钙离子通道调节剂如加巴喷丁或普瑞巴林，可一定程度上缓解疼痛。

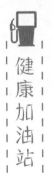

健康加油站

神经阻滞镇痛技术提供了非常好的疼痛缓解手段，"盲探"操作存在隐患，目前在超声、X线、CT引导下的神经阻滞技术，安全性大大提高，而且需要的药物剂量显著减少，药物的副作用也明显减少。

（陈建平）

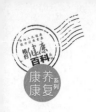

# 15. 神经阻滞和 "打封闭"有什么区别

关键词

神经阻滞 封闭

健康术语

"打封闭"主要是通过反复应用局部麻醉药及激素消除局部炎症镇痛；"神经阻滞"是通过打断"疼痛刺激传入-中枢-疼痛放大"恶性循环镇痛。由于激素有导致骨质疏松、升高血糖血压等副作用，因此，不建议反复注射激素镇痛。

神经阻滞其实并不等同于"打封闭"。"打封闭"的原理是将局部麻醉药及糖皮质激素进行痛点注射，以阻断神经刺激的产生、阻滞神经冲动的传递，从而改善痛点局部的应激反应，缓解疼痛，并加速炎症的消退。而目前我们常提到的神经阻滞疗法，则是对"封闭"疗法的提高和完善。神经阻滞疗法通过对支配疼痛区域的神经进行定向注射，抑制疼痛信号向中枢神经系统的传递，进而减轻疼痛。

**专家说**

## 神经阻滞与"打封闭"治疗部位有何不同

神经阻滞是指直接在神经干末梢、神经丛、脑脊神经根或交感神经节等神经组织内或附近，通过注射短效或长效局部麻醉药和/或皮质类固醇制剂，或给予物理刺激，以终止、干扰或阻断神经传导功能，达到诊断或治疗目的。而封闭治疗的部位往往在激痛点、压痛点或肌肉肌腱处。因其治疗部位不同，神经阻滞适用范围较"封闭"疗法更为宽泛。

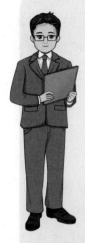

**神经阻滞与"封闭"治疗适应证有何不同**

神经阻滞的适应证极其广泛，几乎各种部位各种性质的疼痛均可采用神经阻滞的方法治疗，而且还可用于许多非疼痛性疾病的治疗及某些急性或慢性疼痛的鉴别诊断。"封闭"治疗则常用于踝、膝、髋、脊、肩、肘、腕关节无菌性炎症引起的疼痛，或四肢躯干肌肉筋膜肌腱等损伤后引起的疼痛。

**神经阻滞与"封闭"治疗可以反复注射吗**

神经阻滞与"封闭"治疗在治疗过程中常用局部麻醉药与糖皮质激素，或辅助应用营养神经药物。因此，不能无限制反复注射。专家指南中曾提到，糖皮质激素应用每年不超过 3~4 次，尤其对于合并糖尿病或因病长期服用激素的患者，应该控制糖皮质激素的用药量及用药次数，以免出现血糖升高、血压升高、糖皮质功能紊乱等不良反应。

（陈建平）

# 16. 神经阻滞会用到哪些药物

在进行神经阻滞时，为了达到镇痛目的，我们常会使用局部麻醉药物，如利多卡因、罗哌卡因等；同时为了消除局部炎症、延长治疗效果、促进神经修复，往往会辅助应用糖皮质激素类药物如地塞米松、复方倍他米松、曲安奈德等药物及甲钴胺、维生素 $B_{12}$ 等营养神经药物。如需达到麻醉效果，则局部麻醉药物浓度及剂量相对较高，而如果只是为了达到缓解疼痛作用，则药物浓度相对较低。

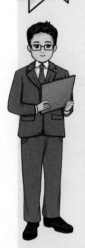

**专家说**

### 局部麻醉药物是如何起效的

局部麻醉药作用于神经系统的任何部位以及各种神经纤维，使其支配区域的感觉和运动神经受到影响。由于其作用是可逆的，故作用结束后，神经功能可以完全恢复，对神经纤维和细胞均无损伤。局部麻醉药使神经纤维兴奋阈提高、传导速度减慢、动作电位幅度降低，最后完全丧失产生动作电位的能力。在局部麻醉药的作用下，痛觉先消失，其次是冷觉、温觉、触觉和压觉。神经冲动传导的恢复则按相反的顺序进行。

### 常见的局部麻醉药物有哪些

常见的局部麻醉药物主要可分为两类：酯类及酰胺类。酯类药物如普鲁卡因，而酰胺类药物则如利多卡因、布比卡因、罗哌卡因等。由于酯类药物作用时间较短，且部分患者有过敏反应，因此目前临床上常用的为酰胺类药物。根据药物注射部位及需要达到的镇痛效果不同，所需要的药物剂量和浓度也会有所不同。

### 糖皮质激素最多可以注射几次

为了延长局部麻醉药作用时间，减轻局部无菌性炎症反应，进一步有效缓解疼痛，我们在进行神经阻滞时常会联合使用极少量的糖皮质激素。

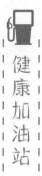

反复多次大量应用激素会出现水牛背、满月脸、血糖升高等不良反应。因此糖皮质激素使用每年不超过3~4次。在医生指导下使用极少量激素可以达到治疗效果，同时也很少出现不良反应，所以患者需在正规医院就诊，避免不规范应用糖皮质激素。

（陈建平）

# 17. 神经阻滞和口服镇痛药物该如何选择

当我们患上了慢性疼痛疾病的时候，按照专科看专病的原则，来到疼痛科就诊，自然是希望得到专业的疼痛治疗。有些时候，疼痛科医生会给我们开一些口服的镇痛药物；而有些时候，疼痛科医生会建议我们接受神经阻滞治疗，很多患者不禁疑惑，这两种治疗方案，到底应该如何选择呢？

**如何理解疼痛治疗**

更确切地说，应该叫作疼痛治疗的临床路径。如果把疼痛症状的出现视为起点，疼痛疾病的康复视为

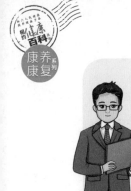

终点，那么从起点出发最终到达终点所经历的主要程序步骤就构成了疼痛治疗的临床路径。

相对于具有不同个人、不同国家地区特色的传统路径，临床路径是依据最新的医学证据以及指南共识制订的标准化疼痛治疗路线图。总体上讲，疼痛治疗的临床路线图就是：先简单后复杂、先无创再有创、先阻滞再毁损。

### 如何理解先简单后复杂

口服镇痛药属于药物综合治疗的一种，而药物综合治疗是疼痛科最基础的入门治疗。口服镇痛药虽然种类繁多，但给药途径简便易行，只要是在疼痛科医生的专业指导下服用，一般来讲是比较容易实施的，也是比较安全的，因此是疼痛疾病早期阶段的首选治疗方法。相对而言，神经阻滞就复杂很多，每种神经阻滞都会有相应的适应证、禁忌证；同时，神经阻滞无论是对疼痛科医生的个人能力，还是就诊科室的仪器设备，都有较高的要求，特别是近十几年发展起来的超声引导下神经阻滞，更是如此。

### 如何理解先无创后有创

老百姓常讲"是药三分毒"，这其实是讲所有的口服药物都会有副作用，但即使如此，药物综合治疗中的口服镇痛药，仍然属于非侵入性的无创治疗方法。而神经阻滞，严格讲是属于侵入性的有创治疗手段，即使随着现代疼痛学的不断发展，神经阻滞已经进入了可视化、微创的新阶段，但这种进步只是大大降低了侵入性有创治疗的并发症发生率，并不能完全杜绝它们的发生。因此，在疼痛疾病的早期，综合考虑有效性和安全性，我们常常优先选择无创的口服镇痛药治疗。

总之，如果是慢性疼痛疾病的早期阶段，或者患慢性疼痛疾病后没有进行过正规的系统化的疼痛治疗，我们首先推荐在疼痛科医生的专业指导下进行规范的口服镇痛药治疗。经过一段时间正规的保守治疗效果不满意，我们可以考虑听从疼痛科医生的专业建议，实施神经阻滞治疗。

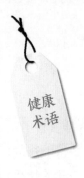

健康术语

### 慢性疼痛疾病

世界卫生组织指出：急性疼痛是症状，慢性疼痛是疾病。慢性疼痛常常是指疼痛持续时间大于 3 个月以上的疼痛。2018 年颁布的第十一版国际疾病分类编码（ICD-11）中，正式将慢性疼痛确立为疾病。按照专科治专病的原则，疼痛科就是专门治疗慢性疼痛疾病的专科。

（刘 刚）

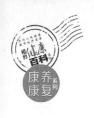

# 18. 神经阻滞可以"根除"疼痛吗

实事求是地讲，大量医学研究证据都表明，现有的疼痛治疗方法，难以做到百分之百地根除疼痛。部分患者疼痛虽然得到了缓解，但并没有完全根除；而且，即使在一段时间内得到了明显缓解，在某些因素的作用下，疼痛仍然可能会复发。

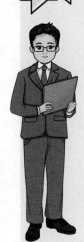

**专家说** **如何看待现代医学的局限性**

《特鲁多医生的墓志铭》言："有时，去治愈；常常，去帮助；总是，去安慰"。它如实地阐释清楚了现代医学的局限性。作为现代医学新兴学科的疼痛医学，更是如此。根除疼痛可以是我们为之奋斗的终极目标，但现阶段更容易实现的目标，其实就是疼痛康复。

**如何理解"疼痛康复"的含义**

疼痛康复的内涵，是指我们应用多种疼痛治疗模式、强调以患者为中心的个体化治疗、以科学的临床治疗路线图进行阶梯化疼痛治疗，最终达到如下的目的：帮助患者最大程度地缓解疼痛，恢复身体功能，提高生活质量。身体的疼痛得到一定程度缓解的基础上，帮助患者疗愈身体疼痛相关的心理情绪障碍，恢复其正常的社会功能包括家庭、工作、社交等。我想，这是我们现阶段疼痛治疗比较现实也比较容易实现的阶段性目标。

**如何制订合理的"疼痛康复"目标**

在疼痛科诊疗常规中，把疼痛治疗效果的评价分为几个等级。①显效：疼痛减轻80%以上；②中效：疼痛减轻约50%；③微效：疼痛稍有减轻，但远不到50%；④无效：疼痛无缓解。医生在制订疼痛康复目标时，患者的积极参与至关重要。有些常年慢性疼痛疾病的患者，可能觉得效果达到中效不影响睡眠就很满意了；而有些初次患病的患者，则希望疼痛能够越快越彻底缓解越好。这是完全个体化的预期，在治疗伊始，医生就应该充分告知患者这些目标，并取得患者的理解和配合。

总之，在神经阻滞治疗实施前，充分告知患者神经阻滞作为现代医学技术的有效性和局限性，与患者一同制订个性化的疼痛康复目标，使者了解，虽然神经阻滞不能做到百分之百地根除疼痛，但是可以有效帮助患者缓解疼痛程度、实现预期的疼痛治疗目标，提高神经阻滞治疗的满意度。

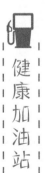
健康加油站

## 疼痛是怎样测量的

世界卫生组织把"疼痛"称为第五大生命体征，其他四大生命体征分别是：血压、脉搏、体温、呼吸。前四大生命体征基本都可以依靠现代化仪器测量出精确的数值。在最新修订的疼痛定义中，是这样描述的："疼痛是与实际或潜在组织损伤相关，或类似的令人不

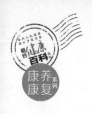
快的感觉和情感体验"。从定义看，这个感觉与情绪体验，是一种主观的感觉与体验，很难用现代化仪器来测量，那么临床实践中，目前主要依靠的，是各种疼痛测量量表，如最常用的视觉模拟评分法。在此评分法中，医生会拿出一个 10cm 长的疼痛测量尺，尺的一端代表无痛（刻度为 0），另一端代表最严重的疼痛（刻度为 10）。患者需要根据自身感受到的疼痛程度，在尺上指出最能反映其当前疼痛状况的刻度。

目前还出现了一些所谓的半主观半客观的测量方法，比如体感诱发电位仪，它是一种现代化的医疗仪器，将电极贴在人体疼痛敏感部位，通过向电极逐步释放电刺激信号，来测量患者的疼痛敏感度以及疼痛程度。

（刘　刚）

# 19. 神经阻滞常见**并发症**有哪些

神经阻滞本质上属于侵入性医疗操作，穿刺针进入人体后，通过层层递进最终抵达目标组织并注射药物，起到治疗疼痛作用。虽然神经阻滞已经进入微创时代，但任何侵入性操作都是存在风险的，微创不等于无创。

神经阻滞的并发症主要来源于两个方面：一是穿刺操作，二是药物注射。常见的并发症包括出血、感染、神经损伤、药物中毒等。具体来说，如果穿刺损伤了肺脏、心脏等重要脏器，或者大剂量药物被误注入血液、脑脊液中，都可能导致严重的后果，甚至危及生命。

### 专家说

### 穿刺操作引起的并发症有哪些

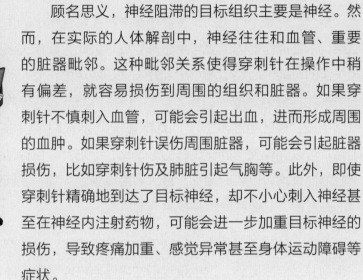

顾名思义，神经阻滞的目标组织主要是神经。然而，在实际的人体解剖中，神经往往和血管、重要的脏器毗邻。这种毗邻关系使得穿刺针在操作中稍有偏差，就容易损伤到周围的组织和脏器。如果穿刺针不慎刺入血管，可能会引起出血，进而形成周围的血肿。如果穿刺针误伤周围脏器，可能会引起脏器损伤，比如穿刺针伤及肺脏引起气胸等。此外，即使穿刺针精确地到达了目标神经，却不小心刺入神经甚至在神经内注射药物，可能会进一步加重目标神经的损伤，导致疼痛加重、感觉异常甚至身体运动障碍等症状。

### 药物注射引起的并发症有哪些

神经阻滞注射的药物往往是数种药物的组合，其中就包括局部麻醉药物，这种药物可以注射在组织局部，起到立竿见影的镇痛效果。局部麻醉药如果被误注入血管中，随血液进入心脏、大脑等重要器官，会很快导致这些器官产生严重的毒性反应，出现抽

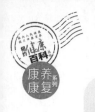

搐、神志不清甚至心搏骤停等症状。大剂量的局部麻醉药物，如被误注入脑脊液中，会产生"全脊髓麻醉"的严重后果，简单说就是整个脊髓节段支配的神经都被阻滞，甚至支配呼吸运动的神经也被阻滞，从而危及呼吸、血压、心率这些重要生命体征。

**如何避免神经阻滞并发症的发生**

早期的神经阻滞基本都是"盲打"，从刺入皮肤直到抵达靶点，整个过程是不可见的，主要是参考尸体解剖得出的体表定位结果，依靠操作者的经验与手感来完成。因此，操作失误以及注药失误的可能性必然增加，出现并发症在所难免。近些年，精准的可视化神经阻滞成为趋势。借助超声、X线、CT等先进的影像学手段，神经阻滞戴上了"瞄准镜"。特别是超声引导下神经阻滞，可以实现整个操作过程的可视化，穿刺针、目标神经、毗邻脏器血管均可以实时显影，最大限度减少因穿刺、注药操作引起的并发症，并显著降低神经阻滞的风险。

总之，神经阻滞作为一种微创的侵入性操作，确实存在发生一系列并发症的风险，这也是我们在疼痛治疗原则中，建议"先无创再有创"的原因所在。但随着可视化神经阻滞技术的日益发展普及，相信会大幅提高神经阻滞的准确性与安全性，减少神经阻滞并发症的发生，从而降低神经阻滞的风险。

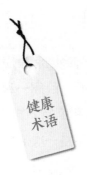

健康
术语

**超声引导下神经阻滞**

超声仪释放的是超声波，这一点与 X 光机和 CT 机不同，它没有 X 线辐射，可以持续处于连续显影的工作状态而不会引起人体损伤。它既可以显影目标组织的肌肉、神经、骨骼等结构，还可以实施显影穿刺针本身，相当于给神经阻滞配上了瞄准镜，在它的辅助下可以精准地完成神经阻滞操作，最大程度减少神经阻滞的并发症发生。

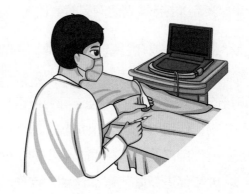

（刘　刚）

# 20. 为什么神经阻滞治疗效果
# 只能**维持一段时间**

在进行神经阻滞前，疼痛科医生常常告诉患者，神经阻滞的疗程和治疗间隔时间一般因患者的具体情况和治疗效果而异。很多患者疑

惑：为什么神经阻滞治疗效果只能维持一段时间呢？

其实这是和神经阻滞治疗疼痛的原理有关。神经阻滞是使用药物或物理方法，暂时阻断传导疼痛感觉的神经，切断"疼痛—缺血—疼痛"的恶性循环，改善局部炎性反应，从而起到疼痛治疗作用。这种局部阻断作用并不是永久性的，改善炎性反应也不是一次治疗就可以彻底解决的，因此，神经阻滞治疗效果只能维持一段时间。

**使用化学药物进行神经阻滞有时效性吗**

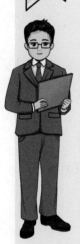

神经阻滞最常用的药物有两种，一种是局部麻醉药物，另一种是糖皮质激素。局部麻醉药物主要作用是直接阻断疼痛感觉的神经传导，但目前长效的局部麻醉药物，作用时间也仅仅是数小时而已。糖皮质激素的主要作用是改善疼痛局部组织的炎性反应、减轻组织水肿和促进新陈代谢。这种治疗作用是需要一定时间的积累才能慢慢达到治疗效果的，目前常用于神经阻滞的糖皮质激素，中长效的剂型可以达到 2~4 周注射一次即可。因此，采用化学药物方式进行的神经阻滞，并不能做到"一针灵"式的一劳永逸，而是需要根据患者的具体病情和医生的建议进行规范治疗，才会有满意的效果。

**使用物理方法进行神经阻滞有时效性吗**

使用物理方法进行神经阻滞，最常用的方法是射频治疗，射频治疗又分为脉冲射频和射频热凝。脉冲射频是比较接近神经阻滞治疗理念的射频方法，温度低（一般低于 42℃），对神经的阻断效果是可逆的调节作用、时效是短期的。射频热凝则更接近神经毁损治疗，它利用刀头局部高温（常常高于 60℃）导致神经组织凝固破坏，而神经纤维中负责传导疼痛的纤维对热的耐受性差，利用这个特点，可以选择性地毁损传导疼痛感觉的神经，而保留传导触觉和运动的神经纤维功能，既达到镇痛效果，又保留基本的触觉和运动功能。但即使进行了这种神经毁损，由于人体神经组织存在自我修复功能，所以也会存在一定时效性，短则数月，长则数年，疼痛仍然有可能复发。

**神经阻滞治疗疼痛的效果会因人而异吗**

任何现代医学治疗方法，都会存在个体差异性。作为疼痛治疗方法之一的神经阻滞，自然也不会例外。在临床工作中我们确实发现，不同患者对同样的神经阻滞治疗，在治疗效果、疗效满意度、达到上述结果所需疗程与频次确实存在一定差异，少部分患者经过一次神经阻滞治疗疼痛就得到了明显缓解，但大多数患者需要按照规范疗程多次治疗后，才能获得满意的治疗效果。

总之，神经阻滞作为经典的微创疼痛治疗手段，早已在临床工作中被证明是安全有效的。但无论采用化学药物还是物理射频方式，都会存在一定的时效性，并不能一劳永逸地解决疼痛问题，还需要我们广大疼痛患者对此有一个客观清醒的认识。

（刘　刚）

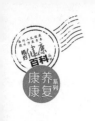

# 21. 星状神经节阻滞
## 可以治疗什么疾病

星状神经节阻滞 交感神经

我们来到疼痛门诊就诊，被医生告知要做星状神经节阻滞治疗，有意思的是，你发现有些患者疼痛的部位和你不一样，有头痛的、面部疼痛的、颈椎痛的等，甚至还有一些非疼痛疾病的患者，比如失眠、耳聋、鼻炎等。你肯定觉得很奇怪，这个疗法是不是也太神奇了些，它真的可能治疗这么多疾病吗？

星状神经节大概的位置在人体颈部两侧的深处，由于外形像星星一样，故取名为"星状神经节"。

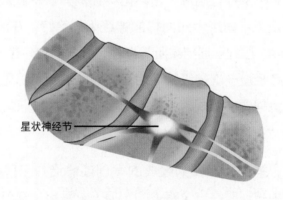

星状神经节

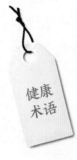

健康术语

### 交感神经

交感神经与副交感神经都属于自主神经系统，这类神经主要支配身体的重要脏器以维持那些性命攸关的基本生理功能，比如心跳、呼吸、消化等。它基本不受意识支配，因此被叫作自主神经系统。交感神经兴奋常引起心跳和呼吸加快、血压增高等表现，与副交感神经作用相反。

**专家说**

## 神奇的星状神经节阻滞

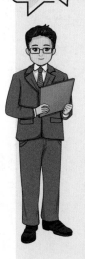

星状神经节阻滞的发明，其实是起源于一个医疗失误。1883 年，Liverpool 和 Alexander 两位医生在给一个患者结扎椎动脉治疗癌症时，误伤了交感神经，术后却发现这一失误反而产生了明显的镇痛效果，由此揭开了这一神奇治疗方法的序幕。星状神经节是颈交感神经系统的一部分，而交感神经系统属于人体的自主神经系统。与本书之前提及的感觉神经和运动神经不同，交感神经系统主要支配人体内脏器官。如果将局部麻醉药物注射到星状神经节附近，它可以通过调节交感神经系统，最终达到调节人体的自主神经系统、循环系统、内分泌系统、免疫系统并且使其保持动态平衡，治疗多种疼痛及非疼痛类疾病。

### 星状神经节为什么可以治疗疼痛疾病

我们刚刚谈到星状神经节阻滞主要是阻滞颈交感神经，而非阻滞传导疼痛信号的感觉神经。尽管具体的治疗机制尚未完全阐明，但目前已知很多慢性疼痛疾病与交感神经过度敏感、兴奋密切相关。星状神经节被阻滞后，可以抑制颈交感神经的兴奋性和敏感性，进而扩张局部血管，增加局部区域的血流量，改善局部缺血、缺氧状态。这一过程有助于加速局部堆积的会引起疼痛物质的代谢吸收，从而打破疼痛的恶性循环，间接发挥疼痛治疗的作用。

### 星状神经节可以治疗哪些疼痛疾病

星状神经节是颈下神经节与第 1 胸交感神经节融合形成的交

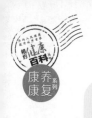

感神经节，它主要支配区是头面部、颈肩部、上肢以及上胸背部。这些区域的一些常见疼痛疾病，如偏头痛、三叉神经痛、颈椎病疼痛、肩周炎、上肢血管性疼痛以及胸痛等，都可以通过辅助星状神经节阻滞来进行治疗。此外，对于上述颈交感神经支配区的一些非疼痛性疾病，星状神经节阻滞也有一定疗效，例如面神经炎、过敏性鼻炎、突发性聋、失眠、难治性心绞痛甚至抑郁症等。

（刘　刚）

# 22. 什么阻滞可以治疗
# 膝关节疼痛

老年人膝关节骨性关节炎导致的膝关节痛在疼痛门诊非常常见，而近些年，膝关节痛的发病年龄日益趋于年轻化，特别是在喜爱中长跑运动的中青年中发病率日益增高。很多就诊的患者经常问疼痛科医生："膝关节疼痛如果保守治疗效果不佳，能否做神经阻滞治疗呢？"

答案当然是肯定的，如果按照规范的保守治疗膝关节疼痛仍然没有明显缓解，疼痛科医生最常推荐的治疗方案就是注射治疗，不仅包括经典的膝关节腔内注射治疗，近年来一系列新的神经阻滞技术也崭露头角，例如臭氧治疗、富血小板血浆以及膝关节射频治疗。

关键词

神经阻滞　膝关节疼痛

### 膝关节注射有哪些药物

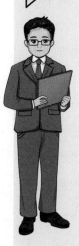

很多老年骨性关节炎患者，一听膝关节注射，立刻就问疼痛科医生：是不是给我打玻璃酸钠？可见，这种经典的膝关节腔注射治疗早已为大家所熟知。这里说的玻璃酸钠是一种经典的关节腔润滑剂，它对于老年性骨性关节炎引起的软骨破坏、关节间隙变窄、关节畸形所导致一系列疼痛症状，通过增加关节润滑、缓解疼痛等作用起到一定治疗效果。但对于首次接受膝关节注射的老年骨性关节炎患者，以及中青年运动损伤所引起膝关节痛的患者，早期更常见的是使用局部麻醉药物以及糖皮质激素混合配比而成的消炎镇痛液。另外，对于膝关节周围肌肉肌腱局部损伤疼痛，筋膜组织旁注射也是常用的注射治疗方法。

### 如何应用臭氧和富血小板血浆治疗膝关节疼痛

膝关节腔注射臭氧以及富血小板血浆，治疗膝关节运动损伤以及骨性关节炎引起的疼痛的新技术，近年来逐渐受到关注。简而言之，这种方法是将传统注射到关节腔的消炎镇痛液或者关节润滑剂，替换为一定浓度的臭氧或者富血小板血浆。虽然穿刺的技术和路径是一样的，但镇痛的原理却大不相同。在膝关节腔进行臭氧注射时，我们利用臭氧镇痛、抗炎、增加局部供氧的特性，发挥其消炎镇痛的作用，从而有效治疗膝关节疼痛。富血小板血浆来源于自体血，经过离心后注射进入膝关节腔，不仅具有消炎镇痛作用，更重要的是其具有促进损伤组织再生、修复的作用，具有其他化学药物不具备的独到治疗作用。

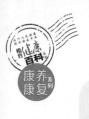

### 膝关节射频技术如何治疗膝关节疼痛

　　人们能够感知膝关节各个部位的疼痛，是因为膝关节周围遍布着能够传导疼痛感觉的神经纤维，如隐神经、胫神经、腓总神经以及关节周围神经丛等。应用物理射频的方法，对上述神经进行射频消融，无论是采用类似神经阻滞的低温脉冲射频，还是具有一定毁损效应的高温射频热凝，都能在不同程度上阻断疼痛感觉的传导。这种治疗方法称为膝关节"去神经化"，即在保留运动和触觉等感觉前提下，调控、消融痛觉神经纤维，以达到治疗膝关节痛的目的。近年来，超声引导下膝关节射频可以做到可视化精准治疗，进一步提高了膝关节射频的安全性和有效性。

　　总之，无论是运动损伤或者关节退变导致的膝关节疼痛，我们都可以通过化学药物注射或者物理射频消融的方式，作用于膝关节腔或者支配膝关节感觉的神经纤维，从而起到治疗作用。

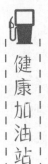

健康加油站

## 什么是富血小板血浆

　　富血小板血浆，是先抽出一定量的自体血，然后通过离心机离心出一定容量的血浆，由于这种离心后的血浆里富含血小板，因此称之为富血小板血浆。随着对这种方法研究的逐渐深入，我们发现富血小板血浆可以促进病损组织修复、加速坏死组织清除、促进新生细胞增殖，从而能促进病变组织再生和愈合。当我们将富含血小板的血浆注射到受损的疼痛部位后，自然就可以从抑制炎症反应、促进组织修复愈合以及促进坏死组织清除层面治疗慢性疼痛疾病。

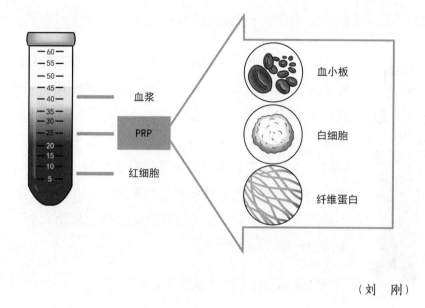

（刘 刚）

# 23. 什么阻滞可以治疗
# 三叉神经痛

　　神经阻滞是三叉神经痛治疗中的一种有效手段，当保守治疗效果不佳或者难以忍受口服药物的副作用时，神经阻滞治疗便成了一个选择，并在临床指南中被推荐为不可或缺的一环。无论是针对三叉神经主干，还是三个主要分支，以及更细微的神经末梢，都可以应用化学药物和物理射频的方式，进行有效的神经阻滞，缓解疼痛。

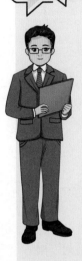

**专家说** **何时选择三叉神经神经阻滞治疗**

三叉神经痛有原发和继发两大类，原发主要指神经本身病变或因周围微血管压迫导致的神经痛；而继发常见于神经周围的肿瘤、炎症、外伤等外因引起的疼痛。继发性三叉神经痛主要原则肯定是先处理原发病灶，这里谈得更多的是指原发性三叉神经痛。如果保守治疗效果不佳，或者药物剂量过大、药物导致的不良反应无法耐受，我们将依照规范的临床治疗路径，考虑进行神经阻滞治疗。

**进行三叉神经神经阻滞从哪里开始**

三叉神经属于脑神经，并不是外周周围神经，主干的半月神经节位于颅内，三个主要分支也是位置很深，所以三叉神经阻滞我们常常兼顾有效性和安全性，采用"先末梢再分支""先分支再主干"的原则。根据患者的疼痛区域，我们首先会考虑眶上神经、眶下神经、颏神经等位置相对比较表浅的末梢神经进行阻滞治疗。如果效果不佳或者覆盖不到疼痛区域，我们会根据神经支配阻滞对应的三个主要分支：眼支、上颌支、下颌支。然而，对于第一支眼支的神经阻滞，有可能会引起角膜溃疡甚至失明等严重并发症。因此，在单独第一支病变或者多支病变的情况下，我们会优先考虑阻滞半月神经节，或者选用球囊压迫等其他微创技术作为替代治疗方案。

**三叉神经阻滞的方法有哪些**

正如前面所讲，三叉神经阻滞也有化学药物注射和物理射频消融两大类方法。三叉神经是混合神经，不仅支配面部疼痛感觉，还有非常重要的面部触觉以及面部运动（包括表情、咀嚼等重要功能），按照疼痛治疗"先阻滞再毁损"的原则，一般会首选神经阻滞方法。至于选用药物注射还是物理射频，则需要具体问题具体分析。药物注射相对简单，无须定位特别准确，在神经附近注射就会有效果；神经射频就要求较高，尽可能在影像学引导下（超声或者Ｘ线、CT），距离神经比较近才会有效果。

总之，三叉神经阻滞应尽可能在影像学引导下精准操作，避免误伤颅内外重要血管脏器。药物注射相对简单，但维持时间较短，多次反复操作增加并发症发生率，所以目前更推荐物理射频作为三叉神经的主要神经阻滞手段，同时要注意尽可能避免累及重要的面部运动功能。

（刘　刚）

# 24. 什么注射治疗可以治疗 **肌筋膜异常**引起的疼痛

从日常临床工作观察，疼痛门诊就诊患者中肌筋膜疼痛的比例确实很高。那么，除了药物治疗、贴敷膏药和物理治疗（如冲击波治疗）之外，是否可以选择神经阻滞治疗呢？

其实，肌筋膜疼痛确实存在一种比较特殊的注射治疗方法，它被称为肌筋膜触发点治疗，也常被翻译为扳机点注射治疗，这是一种源于西方现代医学的疼痛注射治疗。

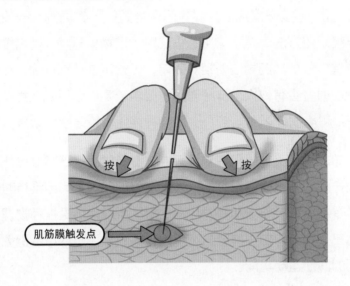

肌筋膜触发点

按　　按

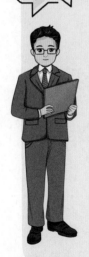

**专家说**

### 什么是肌筋膜触发点治疗

肌筋膜触发点的发明人是一位美国的病理医生Janet Travell。她本人患有肌筋膜疼痛，并通过自我注射治疗的方式，经过反复实践，最终总结出针对肌筋膜疼痛进行注射治疗的有效规律：在疼痛部位能够摸到结节或条索状结构，按压这些结节或条索会导致局部疼痛以及远处的牵涉痛，针对这些结节或条索的注射效果往往比较理想。后来，基于她本人以及一系列临床及科研工作者的研究与实践，肌筋膜触发点治疗肌筋膜疼痛的理论与技术得以逐步确立和完善。

## 肌筋膜触发点注射属于神经阻滞吗

从肌筋膜触发点的发现发展历程可以明确，肌筋膜触发点治疗的靶点不是神经，也不是筋膜，而是肌肉内部的肌筋膜触发点。因此，严格意义讲，肌筋膜触发点与神经阻滞一样，同属于疼痛注射治疗的一种，但并不属于神经阻滞，它的治疗靶点、原理都与神经阻滞明显不同。

## 运用肌筋膜触发点治疗疼痛有哪些主要方法

肌筋膜触发点治疗形式很多样，运用注射方法灭活触发点仅仅是其中一种方法，它常被称为"湿针"。对应"湿针"的，是干针，也就是中医使用的针灸针，目前临床中其实是以干针治疗为主的，辅以推拿按摩、冲击波、湿针等其他方法。肌筋膜触发点的诊断金标准，目前仍然是触诊。在注射治疗中，除了之前提及的"湿针"药物注射的方法外，目前还有利用物理射频灭活触发点的报道，相信未来将成为治疗肌筋膜触发点疼痛的一个重要手段。

总之，在治疗肌筋膜疼痛的时候，尽早运用肌筋膜触发点理论和技术进行干预是非常必要的。最好在保守治疗阶段，就有针对性地口服肌肉松弛剂和运用冲击波、推拿按摩等方式，直接干预触诊到的肌筋膜触发点，会有效提高保守治疗的有效性。如果保守治疗效果不佳，可以考虑运用注射治疗等方法直接灭活肌筋膜触发点，从而缓解肌筋膜疼痛症状。

## 肌筋膜触发点是在肌筋膜上吗

　　肌筋膜是指包裹在肌肉或者肌束表面的那层很薄但很致密的结缔组织薄膜。肌筋膜触发点（myofascial trigger point）是指在骨骼肌肌肉的内部，可以摸到一个疼痛结节和绷紧条索样结构，当触压时会引起局部疼痛加重、局部肌肉颤搐以及可能引起的远处的牵涉痛。经过研究，我们发现所谓的"肌筋膜触发点"实际上并不位于肌筋膜上，而是深藏在肌肉内部。在肌肉肌腹附近的称为中央触发点，在肌肉与骨骼或者韧带连接处的则称为附着点触发点。

（刘　刚）

# 三

# 微创介入
# 治疗疼痛

# 25. 什么样的疼痛患者需要进行 微创介入治疗

慢性疼痛 微创介入治疗

疼痛微创介入治疗的手术适应证相对较广，大多数慢性疼痛患者经过传统方法（物理治疗、药物治疗等）治疗后无明显疗效的都可以选择行微创介入治疗。

**专家说**

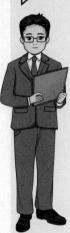

**慢性疼痛的分类**

慢性疼痛目前可分为七类：①慢性原发性疼痛；②慢性癌症相关性疼痛；③慢性术后或创伤后疼痛；④慢性肌肉骨骼疼痛；⑤慢性内脏痛；⑥神经病理性疼痛；⑦慢性头痛或口面部疼痛。

**哪些慢性疼痛患者可行微创介入治疗**

**1. 慢性原发性疼痛**

**2. 慢性癌症相关性疼痛** ①慢性癌性疼痛：内脏癌性疼痛、骨性癌性疼痛、神经病理性癌性疼痛患者。②癌症治疗后：癌症药物治疗后、放化疗后及所有类型的慢性癌症术后疼痛患者。

**3. 慢性术后或创伤后疼痛** ①慢性术后疼痛：截肢后、脊柱手术后、开胸手术后、关节成形术后等慢性疼痛患者。②慢性创伤后疼痛：肌肉骨骼损伤后、脊髓损伤后、周围神经损伤后等慢性疼痛患者。

**4. 慢性肌肉骨骼疼痛** ①慢性原发性肌肉骨骼疼痛：颈、胸、腰及四肢肌肉骨骼疼痛，这些疼痛可能与骨性关节炎、脊椎退行性疾病相关，或者是肌肉骨骼损伤后的慢性疼痛；②周围神经疾病相关的慢性继发性肌肉骨骼疼痛患者。

**5. 神经病理性疼痛** 三叉神经痛、周围神经损伤后的慢性病理性疼痛、带状疱疹后神经痛、糖尿病周围神经病变等患者。

**6. 慢性头痛或口面部疼痛** 颈源性头痛、丛集性头痛、紧张性头痛、偏头痛、舌咽神经痛、面神经痛及灼口综合征等患者。

**7. 慢性内脏痛** 包括持续炎症引起的慢性内脏痛，血管机制引起的慢性内脏痛和机械因素引起的慢性内脏痛。

随着微创介入治疗技术的逐步发展，疼痛微创介入治疗技术也更趋于成熟，为越来越多慢性疼痛患者提供了更好的选择。

**微创介入治疗可以根治神经痛吗**

微创介入镇痛术是治疗慢性顽固性疼痛的一组新技术，包括在 X 线透视或 CT 引导下、在电生理监测和定位下，执行严格的临床规范操作，行选择性神经毁损性阻滞或精确的病灶治疗，阻断疼痛信号的传导或解除对神经的压迫。因此，微创介入疗法可以有效缓解疼痛，甚至达到治愈疼痛的效果。

但是，微创介入疗法并不是万能的，对于不同原因引起的疼痛，其治疗效果可能会有所不同。同时，微创介入疗法也需要结合其他治疗方法，如药物治疗、物理治疗和心理治疗等，以达到更好的治疗效果。同时，患者也需要积极配合医生的治疗建议，进行康复锻炼和调整生活习惯，以促进身体的恢复和健康。

（李亦梅）

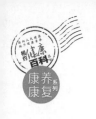

# 26. **神经射频**可以用于
## 治疗什么疼痛

神经射频治疗主要是利用射频电流，在人体内产生不断变化的电场，在电磁作用下使组织内的电解质离子摩擦和撞击产生磁场和热量，将电磁能量作用于神经组织，通过调控神经、阻断神经冲动的传导，从而达到缓解疼痛的治疗目的，是一种常见的用于治疗慢性疼痛疾病的微创手术技术。

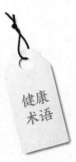

**慢性顽固性疼痛**

是指疼痛持续时间超过相关疾病的一般病程，或超过损伤愈合所需要的一般时间，或疼痛复发持续时间超过1个月的疼痛情况。

健康术语

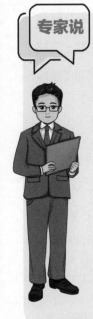

专家说

用于进行疼痛治疗的专业神经射频仪器配置有多项参数监测调节功能，包括针尖温度、输出电压、脉冲频率、脉冲宽度、阻抗、射频时间及模式等。通过调节以上参数，能针对性地对不同类型的神经疼痛疾病进行精准调节控制，治疗后能减轻或消除疼痛，同时最大程度保留本体感觉、触觉和运动功能。

**射频治疗常用模式有哪些**

目前临床上最常用的射频治疗分为标准射频（热凝）模式和脉冲射频模式。标准射频模式又称射频热凝或连续射频模式。标准射频通过电流产生的热效应导致蛋白变性、神经纤维破坏，从而阻断疼痛信号的传导，起到热凝固、切割或神经调节作用，从而缓解疼痛。脉冲射频模式是通过脉冲电流在神经组织周围形成的高电压、低温度的射频模式。射频仪间断发出脉冲电流传导至针尖，在神经组织附近通过电压快速波动从而起到镇痛效果。同时电极尖端温度保持在42℃，不会破坏运动神经功能。

**神经射频治疗技术可用于哪些疾病**

神经射频治疗技术广泛应用于治疗各类慢性疼痛疾病：①各类神经病理性疼痛，如带状疱疹相关性神经痛、痛性糖尿病周围神经病变、坐骨神经痛、三叉神经痛、舌咽神经痛、肋间神经痛等；②各类脊柱源性疼痛，如颈、腰椎间盘突出症、脊神经嵌压综合征等；③各类软组织损伤，如肩周炎、网球肘、骨性膝关节炎、跟痛症、肌筋膜炎等。

射频治疗技术是一种简单、微创、有效的治疗方法，其因具有并发症少、死亡率低、恢复快、疗效维持时间长、可重复进行等优点，在临床上的使用范围不断扩大，现已成为治疗各种慢性顽固性疼痛的有效手段。

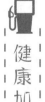

健康加油站

# 射频治疗后需要注意什么

在接受射频治疗后，首先需卧床休息，根据射频治疗的具体内容不同，卧床休息时间也有所不同，应遵循医生建议，必要时接受心电监护及吸氧观察，如有任何不适需及时向医护人员反映。在接受射频治疗3

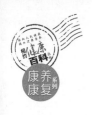

日内，患者须根据医生建议卧床休息，避免剧烈运动。穿刺部位应保持清洁干燥，以防感染。如有红肿热痛或其他不适，需及时就诊。同时，患者应继续服用相关药物，不得擅自停药，并按时随访，在医生指导下逐渐调整药物剂量。在医生指导下，患者可逐渐开始适当的康复功能锻炼，以恢复机体正常功能。

（李亦梅）

# 27. 为什么有些射频治疗后疼痛加重了

在接受射频治疗的慢性疼痛患者中，有部分患者会感到射频治疗后疼痛反而加重了，但这种加重的疼痛大多在 1~7 日后又会逐渐缓解，这是什么原因呢？

这大多是由于射频治疗过程中产生的能量对局部神经、软组织或椎间盘造成的应激反应或水肿。

部分神经痛患者在接受神经射频治疗后，由于射频能量对神经纤维产生作用，神经在短时间内出现"激惹"或"反跳痛"的现象，导致患者感受到疼痛加重。另外，也有部分疼痛程度较轻的患者，其疼痛

关键词

疼痛　加重　射频治疗

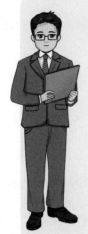

加重是由于"穿刺"操作本身造成的。在椎间盘射频消融的患者中，由于椎间盘组织受到较高能量的射频，会在术后 2~3 日内出现椎间盘水肿的高峰期，这种水肿造成椎间盘膨胀，会导致患者再次出现术前类似的神经根性疼痛，甚至比术前更加疼痛，但这种水肿造成的疼痛通过机体自身的恢复以及某些改善循环和消肿的药物可以很快得到改善。

但也有部分患者疼痛加重是因为射频治疗的一些并发症。最常见的是穿刺过程中造成血管损伤，产生局部瘀青、血肿等问题。尤其是在头面部神经射频治疗中，由于面部血管丰富、血管深度较深、难以按压止血，少数患者治疗后会出现严重的面部血肿情况，造成疼痛加重，不过这种血肿通常在 7~14 日内可缓慢吸收，随着血肿消退，疼痛也会逐渐缓解。

还有些特殊的疼痛加重情况需要引起患者和医护人员的重视，如术后突发的肢体肿胀疼痛、呼吸困难、胸背部疼痛等，需紧急排查是否有血栓形成或脱落造成栓塞的情况，如穿刺部位在胸背部，还应紧急排查血气胸等问题。

总之，随着微创技术的发展，更加精细化的诊疗在很大程度上减少了并发症的发生，但仍需引起患者和医护人员的重视，在选择接受射频治疗时，一定要选择正规的医疗机构听取专业医生的建议，临床医生的操作技术水平、疾病分析能力和患者管理能力都是安全有效治疗疼痛疾病的保障。

（李亦梅）

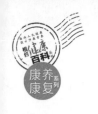

# 28. 哪些疼痛患者需要在体内植入**药物输注泵**

体内植入式药物输注泵是一种植入到患者体内的医疗设备，用于将可程控的镇痛药物输注到脊髓周围的脑脊液内，从而有效地缓解疼痛。

长期大量使用阿片类镇痛药物、不能耐受阿片类药物副作用以及口服药物已不能控制疼痛的患者可以选择体内植入药物输注泵。

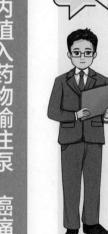

**体内植入药物输注泵只能用于癌痛吗**

不是。体内植入药物输注泵可用于各种保守治疗均无效的中至重度的躯干和四肢的难治性疼痛，目前该方法已越来越多用于控制非癌性疼痛。同时体内植入药物输注泵并非全身使用大剂量阿片类药物无效后的补救措施，可以根据病情具体情况选择植入时机。

**体内植入药物输注泵的种类**

最常用的植入方式包括全植入式和半植入式两种。全植入式虽然费用高，但便利性好，感染风险较低，且对患者的日常生活影响较小；而半植入式费用较低，但整体维护及管理较繁杂，且感染的风险较前者高。两者均具备设置每日的爆发痛加药给予次数与剂量的功能，从而实现及时有效的疼痛控制。

## 体内植入药物输注泵的优势

极大地减少药物使用量，降低药物不良反应的发生率；可个体化设置给药方案，方便医生和患者了解疼痛的进展情况；对于爆发痛，能够实现一键式给药，快速准确控制爆发痛；提高患者工作和进行日常活动的能力；提高患者对诊治的满意度；有效缓解疼痛，帮助患者更好地抗击癌症，延长生存周期。

## 植入药物输注泵后如出现以下问题需及时就诊

出现疼痛加重或异常痛感；出现新的药物副作用；听到药物泵警报。

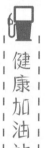

健康加油站

## 体内植入药物输注泵与传统口服镇痛的区别

传统口服镇痛药物是先经消化道吸收，进入血液循环，再作用于大脑、脊髓起作用。口服镇痛药物会随着疼痛程度加重而逐渐增加，但其最终到达大脑、脊髓的药量极小。体内植入药物输注泵可直接作用于脊髓和大脑的阿片受体，其用药量仅为口服药量的1/300，大大降低了药物的副作用，而且可根据患者疼痛的程度调节给药剂量。

（李亦梅）

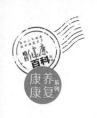

# 29. 植入体内的**药物泵**怎么**维护**

关键词

药物泵　换药　维护

术后遵医嘱按时换药，保持术区敷料干燥；切口愈合后可以正常洗澡，温度尽量低于 39℃；避免过多运动，尤其是避免能对药物泵系统产生压力的锻炼（如突然地、过度地或重复地弯曲、扭曲、弹跳或伸展躯体），可能损坏灌注泵或导管的锻炼；每个植入鞘内泵的患者会配备一张设备识别卡，飞机出行时可在安检前出示给安检工作人员便于顺利通过安检。

当药量快要用尽时，患者应及时前往医院，由专业医护人员给予加药。

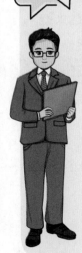

**专家说**

### 植入泵多长时间需要换药一次

储药袋可以保存一定量药液，通过自带的动力系统，按照设定程序自行给药。加药间隔时间主要取决于灌注的药量和患者每日用药量，泵内镇痛药物剂量达到一定值时，泵的报警系统提醒患者去医院加药。灌注完毕后需重新设定泵的剩余药量，根据需要设定给药参数和给药方式。

### 植入泵后可以做核磁检查吗

建议操作前告知医护人员患者有植入药物输注

泵，如为可兼容核磁型号，一般需在检查前关闭泵，检查后再开启以免机械故障。如为非兼容核磁型号，则需避免行核磁检查。

（李亦梅）

# 30. 神经调控治疗
## 可以用于治疗什么疼痛

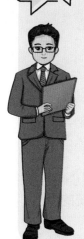

**专家说**

在世界范围内，神经调控治疗的领域已经遍及人体各个系统，主要包括：①治疗原发性震颤、帕金森病、肌张力障碍、癫痫和心理疾病（如抑郁、强迫症和妥瑞氏症候群）的脑深部电刺激；②治疗盆腔疾病和尿便失禁的骶神经刺激；③治疗胃肠道疾病，如蠕动障碍或者肥胖对胃部或者结肠的刺激；④治疗癫痫、抑郁或者肥胖的迷走神经刺激；⑤治疗高血压的颈动脉刺激；⑥治疗慢性疼痛和缺血性疾病，如腰腿痛、心绞痛和外周血管疾病的脊髓刺激。

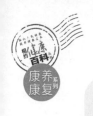

### 什么是神经调控治疗

神经调控是指在神经科学层面，利用植入性和非植入性技术，通过传送电刺激或者化学物质的方式来可逆性调控脑和神经细胞活动，来提高人类生命质量、达到治疗疾病的目的的科学、医学以及生物工程技术。其中主要手段是对脑、脊髓和周围神经进行电刺激以及将药物通过输注泵输入蛛网膜下腔或脑室进行治疗。

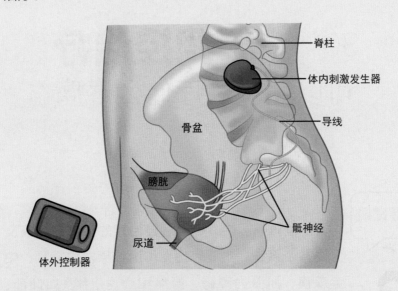

### 神经调控为什么可以控制或治疗疾病

机体正常的神经环路是由电信号和化学信号构成的一个精细平衡系统。然而，当疾病（包括先天性和后天性的因素）发生时，这个平衡会被打破，导致认知、感觉或运动功能受损。正如心脏病患者可以通过心脏起搏器或者除颤仪来恢复正常的心脏节律一样，神经调控的治疗也能够帮助恢复和重建神经系统的平衡状态。

神经调控的治疗是通过一系列的方法来调控神经系统，比如通过电刺激、视觉的或者化学的信号，调控神经系统的相应靶区，改善环路上系统或者器官的功能。这方面技术的应用也极为广泛，从非侵入性的技术，如经颅磁刺激，到需要外科手术（现在更多倾向于微创外科手术）植入的设备来改变病灶区域的异常神经活动，发挥治疗作用。最常见的神经调控治疗是应用脊髓电刺激治疗慢性神经源性疼痛。

**神经调控有哪些优势**

神经调控治疗的特点如下。

**高度的靶向性**　可以靶向定位于脑或者脊髓的特定区域，而不再是像多数药物治疗一样，系统性地作用于全身各处。可以避免对神经系统之外的其他系统的影响和不可逆的治疗对神经系统造成的损伤。

**高度的可逆性**　患者可以要求医生移除调控设备，终止治疗。

**持久性**　通过调控技术来改善患者对治疗的依从性，使间歇性给药或者刺激变得可调可控，剂量更为精准和程序化。操作简单、可逆，使患者和医生可以更大程度地调控整个治疗过程。

神经调控疗法提高了人们的生活质量。长期接受药物治疗的患者，经药物治疗无效或者长期治疗产生耐受、成瘾、副作用或者毒性时，早期应用神经调控技术治疗可以获得更大的经济效益。神经调控作为一种替代疗法可以缓解持续或者慢性疼痛等症

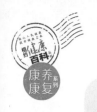

状，比如治疗神经性疼痛的脊髓电刺激，鞘内注射巴氯芬改善严重的痉挛状态。

## 神经调控可以用于治疗什么疼痛

神经调控在疼痛疾病的适应证（包括但不限于）：腰椎术后疼痛综合征（failed back surgery syndrome，FBSS）、复杂性区域疼痛综合征（complex regional pain syndrome，CRPS）、周围神经损伤性疼痛、慢性神经根性疼痛、交感神经相关性疼痛、带状疱疹后神经痛、痛性糖尿病周围神经病变、周围血管性疾病、顽固性心绞痛（经规范内外科治疗无法缓解）、内脏痛、多发性硬化引起的神经痛、放化疗引起的痛性神经病变、脑卒中后疼痛、脊髓损伤后疼痛、神经根（丛）性撕脱伤、癌性疼痛等。近年来，脊髓电刺激（spinal cord stimulation，SCS）也被用于脏器功能保护、改善胃肠功能、中枢催醒并取得了一定效果。

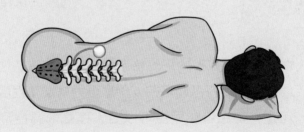

（李亦梅）

# 31. 为什么**脊髓电刺激**分为**临时**和**永久性**的

慢性疼痛的原因及发病机制复杂多样，持续时间长，治疗方法手段虽多但临床疗效往往不尽如人意，因此成为了广受关注的医疗和社会问题。近年来，采用以脊髓电刺激（spinal cord stimulation，SCS）为代表的神经调控技术治疗慢性疼痛，愈来愈受到疼痛科及神经科医生的重视。

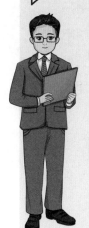

**专家说**

经过数十年的发展，SCS 逐渐成为临床治疗慢性疼痛的重要手段。

**SCS 系统是由哪些组件组成的**

SCS 系统包括植入式脉冲发生器（implantable pulse generator，IPG）、电极、延伸导线、测试刺激器、患者程控仪、患者程控充电器和体外程控仪。其中 IPG、电极、延伸导线为植入部件，其余产品为体外辅助设备。

**SCS 是如何植入和起作用的呢**

将电极准确放置到目标脊髓节段，是 SCS 手术成功的关键。穿刺电极通常采用局部麻醉，经皮穿刺放置，术中通过 X 线透视和患者对刺激的反馈确认电极

脊髓电刺激　临时　永久

位置。IPG 植入一般在局部麻醉下进行，术中建立皮下囊袋，将电极经皮下隧道与 IPG 连接。

SCS 手术分测试期和植入期两期进行。测试期进行 1~2 周的体验性治疗，观察镇痛疗效和患者对电刺激的耐受程度。若患者疼痛缓解 ≥ 50% 或总体功能（包括疼痛、睡眠、行走等）改善 ≥ 50% 和 / 或患者对测试效果满意，则视为测试合格，可以植入 IPG；若测试效果不满意，则手术取出电极。SCS 短时程刺激可参照测试期体验性治疗。目前认为，对常规治疗无效的慢性疼痛患者，在充分考虑适应证和禁忌证的前提下，越早植入SCS，患者获益越大。

**为什么脊髓电刺激分为临时和永久性的**

临床中发现，部分患者在试用测试 SCS 治疗后，即使未植入永久性 SCS 也能获得较长时间的疼痛缓解，由此开启了SCS 短时程刺激治疗模式即临时脊髓电刺激。临时脊髓电刺激一般放置 1~2 周后可取出。永久 SCS 可视患者病情放置，可以放置 10~15 年取出或更换。目前临床中，临时（短时程）脊髓电刺激应用越来越广泛。

（李亦梅）

# 32. 脊髓电刺激术后
## 要注意什么

**专家说**

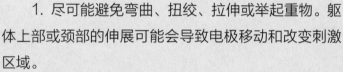

患者需注意以下事项。

1. 尽可能避免弯曲、扭绞、拉伸或举起重物。躯体上部或颈部的伸展可能会导致电极移动和改变刺激区域。

2. 尽量避免接触含磁的电器或设备（包括图书馆、超市、机场等的安检设备），它们可影响脉冲发生器发出的刺激电流。

3. 在接受强X线、超声、CT和磁共振扫描及其他在医院内可能发生的治疗前，应提前向医生和专业人员了解相关注意事项。

4. 尽量避免过度靠近含铁磁体的家用设备（如电磁炉、微波炉、音响、防盗器、电动按摩椅等）。

5. 其他不确定的可能会对SCS使用有影响的操作或者事项，应提前向医生和专业人员，了解相关注意事项。

（李亦梅）

四

# 其他治疗
# 方法

# 33. 为什么**经过皮肤进行神经电刺激**可以治疗疼痛

关键词

经皮神经电刺激（transcutaneous electrical nerve stimulation，TENS），是 20 世纪 70 年代兴起的一种通过皮肤将特定的低频脉冲电流输入人体以治疗疼痛的电疗方法，是将电极贴在特定皮肤表面并施加脉冲电刺激，根据脉冲频率（刺激频率）、强度和持续时间进行调整。而之所以这种方法可以治疗疼痛，就不得不提到疼痛传递的"闸门理论"。该理论认为，与疼痛相关的神经冲动的传导由脊髓灰质这一"闸门"机制调节，该机制受粗神经纤维和细神经纤维的活性平衡影响。细神经纤维促进传导过程（好比打开闸门），而粗神经纤维则抑制传导过程（好比关闭闸门）。TENS 疗法通过激活阈限较低的大直径传入纤维，可以有效地关闭该闸门，以达到镇痛效果。

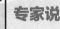

**什么样的疼痛可以应用经皮神经电刺激来治疗**

TENS 疗法现已广泛应用于各种急慢性疼痛的镇痛和治疗，包括手术镇痛、术后镇痛、分娩镇痛、各种顽固性慢性疼痛如各种头痛、癌痛、颈肩腰背痛、关节痛、带状疱疹后神经痛、痛经等。

经皮神经电刺激　闸门理论

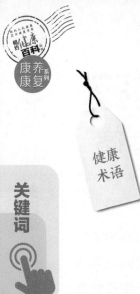

## 闸门理论

1965 年，Ronald Melzack 和 Patrick Wall 发表了一篇论文，概述了疼痛的闸门控制理论。他们认为，在疼痛信号传送到脊髓进而传送到大脑的过程中，疼痛信息会遇到控制这些信号是否被允许通过的神经门。这种门控机制发生在脊髓的背角。小神经纤维（疼痛纤维）和大神经纤维（触觉、压力和其他皮肤感觉的正常纤维）都将信息传送到背角的两个区域。接收信息的背角的一部分是传输细胞，这些细胞将信息沿着脊髓向上传送到大脑。另一种是抑制性中间神经元，它会停止或阻碍感觉信息的传递。大纤维活动会激发抑制性神经元，从而减少疼痛信息的传递。因此，当大纤维活动更多时，人们往往会经历更少的疼痛，这意味着疼痛之门关闭了。小纤维阻碍抑制性中间神经元，让疼痛信息传播到大脑，当小纤维活动时，可以使抑制性神经元失活并允许发生痛觉（也称为伤害感受），换句话说，痛苦之门现在打开了。

（卞晓恩 孙 涛）

# 34. 为什么**红外线、紫外线和激光**等光疗法可以用于治疗疼痛

用日光或人工光源治疗疾病统称为光疗法。光疗法的治疗作用是通过对光线波长及能量的调节，实现热、光化学等刺激作用，使组织

发生物理和化学变化，从而刺激和调节有关系统的生命活动。在疼痛治疗中，常用到的是超激光、红外线、紫外线等。在分子水平上，调节蛋白质合成，影响 DNA 复制，调节酶的功能；在细胞水平上，动员代偿、营养、免疫和其他再生防御机制来消除病理过程，使机体恢复健康。

### 超激光是怎么治疗疼痛的

超激光的治疗作用主要体现在热效应、压强和光化学效应上，这些效应能够阻断疼痛的恶性循环，维持机体内环境稳定。其治疗作用具体包括：降低神经兴奋性，减弱肌张力，达到解除肌肉痉挛、缓解疼痛的目的；促进组织活性物质的生成，加速疼痛物质的代谢，进而尽快消除炎症；扩张血管，增加血流量，改善局部微循环，加强组织营养，从而促进创伤愈合；调节自主神经系统，促进淋巴系统循环，稳定机体的内环境，进而增强机体免疫力。

### 红外线是怎么治疗疼痛的

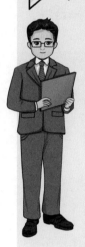

红外线对机体的主要作用在于其温热效应，能使局部毛细血管扩张，血流加速，促进血液及淋巴循环，加强局部组织营养，加速代谢产物的吸收，进而增强细胞活力，促进新陈代谢。此外，红外线的温和热量还能使肌肉松弛，解除肌肉痉挛，降低感觉神经兴奋性，对于炎症性疼痛，能够减轻局部肿胀并促进致痛物质的排出，从而发挥镇痛作用。

## 紫外线是怎么治疗疼痛的

紫外线被吸收后，在人体可使组织内组氨酸变成组胺；溶酶体膜破裂，释放出溶酶体酶；促使前列腺素合成等；最后导致血管扩张、毛细血管通透性增加，皮肤充血，轻度水肿，红斑形成。出现红斑反应后，能加速局部的血液及淋巴循环，改善组织营养状况，新陈代谢旺盛，提高网状内皮细胞功能，加强机体防御功能，有明显的消炎作用。还因红斑区血液循环加强，致痛物质清除加快；红斑反应可降低感觉神经的兴奋性，提高痛阈。

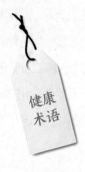

**超激光**

超激光的全名为直线偏振光近红外线，其波长为 600~1 600nm，输出功率高达 1 000mW，透射人体组织 5cm 以上。超激光吸取并改进和发展了针灸的原理，红外线偏振光具有散射损失小、穿透力强的特点，能达到机体较深部位进行治疗，对机体穴位和神经节生理刺激效应大。在机体中，对光的吸收影响最大的是水和血液，波长范围在 700~1 300nm 的近红外线难以被水和血液吸收，生物医学称这一光谱段为"人体光学窗口"，其可穿透机体组织 5~7cm，从而形成"光针"效应。

（卞晓恩　孙　涛）

# 35. 为什么**体外冲击波疗法**可以用于治疗疼痛

关键词

冲击波 生物学效应

　　体外冲击波疗法可能是大家最熟悉的疼痛科治疗方法之一。不管是颈肩痛还是腰腿痛，医生似乎总是让大家接受这种类似于筋膜枪的治疗。实际上，上到头面部的颞下颌关节紊乱，下到足部的足底筋膜炎，都是冲击波疗法的适应证。

　　我们在生活中常遇到的骨骼肌肉疼痛，主要是由于病理性刺激（无菌性炎症）、局部压力（组织附着处的疼痛阈上压力）、神经参与（神经末梢受到激惹）这三种因素造成。而冲击波疗法可以在局部通过物理效应产生的能量带来生物学效应，主要集中在以下方面：①组织损伤修复重建作用；②组织粘连松解作用；③扩张血管和血管再生作用；④镇痛及神经末梢封闭作用；⑤高密度组织裂解作用；⑥炎症及感染控制作用。通过一系列生物学效应，冲击波疗法可以增加局部微循环，改善新陈代谢，促进受损组织愈合，促进神经和轴突再生，减少氧化应激和炎症，从而减轻疼痛和改善功能。

**专家说**

**体外冲击波疗法的适应证有哪些**

　　**1. 标准适应证**　①骨组织疾病，如骨折延迟愈合及骨不连、成人股骨头坏死、膝骨关节炎等；②慢性软组织损伤性疾病，如钙化性冈上肌腱炎、肱骨外上髁炎、足底筋膜炎、跟腱炎、肱二头肌长头肌腱炎、

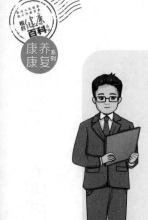

股骨大转子疼痛综合征等；③其他骨骼肌肉功能障碍，如脑卒中后肌痉挛、皮肤溃疡等。

**2. 临床经验性适应证**　应力性骨折、距骨软骨损伤、颞下颌关节紊乱病、腱鞘炎、髌腱炎、骨髓水肿、胫骨结节骨软骨炎、肥厚性瘢痕、慢性皮肤溃疡、扳机点痛（仅限于发散式体外冲击波）等。

**3. 专家建议适应证**　肱骨内上髁炎、肩峰下滑囊炎、髌前滑囊炎、腕管综合征、骨坏死性疾病（月骨坏死、距骨坏死、舟状骨坏死）、髋关节骨性关节炎、弹响髋、肩袖损伤、肌肉拉伤、骨质疏松症等。

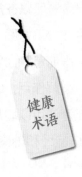

### 体外冲击波疗法

冲击波（shock wave）是一种通过振动、高速运动等导致介质快速或极速压缩而聚集产生能量的具有力学特性的声波，可引起介质的压强、温度、密度等物理性质发生跳跃式改变。冲击波是一种不连续峰在介质中的传播，这个峰导致介质的压强、温度、密度等物理性质跳跃式改变。任何波源，当运动速度超过了其波的传播速度时，这种波动形式都可以称为冲击波。医学上运用这种物理特性进行治疗的方法，叫体外冲击波疗法（extracorporeal shock wave therapy，ESWT）。

（卞晓恩　孙　涛）

# 36. 疼痛为什么强调
# 长期管理

疼痛可按照持续时间的长短分为急性、慢性两大类，其中持续时间在 3 个月以内的疼痛被称为急性疼痛，持续时间在 3 个月以上的疼痛被称为慢性疼痛。急性疼痛是正常机体的保护性功能，发生快，且与具体损伤病灶结合出现，一般会在原发损伤愈合、修复后逐渐消失，但也可能迁延为慢性疼痛。慢性疼痛的病因复杂，往往与心理和情绪相关，可极大程度地影响患者的生活质量。慢性疼痛的治疗，不仅仅是针对疾病的药物治疗，更重要的是综合性的长期管理。

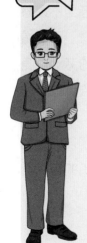

**专家说**

**为什么说慢性疼痛的管理尤为重要**

我国的慢性疼痛具有病种杂、病因多、病程长、患者需辗转多处求医的特点，患者在治疗过程中不仅消耗医疗资源巨大，且身心都痛苦。庞大的老年人口将面临颈及腰背痛、肌骨痛、神经病理性疼痛、关节痛等慢性疼痛问题，我国的慢性疼痛管理将是一个重大公共卫生和社会问题。

**疼痛应该如何管理**

诊疗疼痛时，医生不仅要知其痛，治其痛，还要

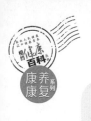

同治引起疼痛的疾病，减轻疼痛不是目的，治病才是根本。疼痛管理策略包括疼痛药物、物理疗法和替代疗法（如针灸、按摩）、心理疗法（如认知行为疗法、放松技巧和冥想）、社区志愿活动等。

（卞晓恩　孙　涛）

# 37. 为什么可以通过
# 转移注意力减轻疼痛

　　生活经验表明，注意力越集中在疼痛对象上，疼痛越加重；把注意力从疼痛对象转移到别的对象上，疼痛就会减轻，甚至不易察觉。不少人都有牙痛的体验，白天在紧张地学习和工作时，牙痛减轻；而当晚上躺在床上时，牙痛便加重。有些人在紧张的劳动中身体受轻伤，往往不觉得痛，仍然继续劳动。但是当别人告诉他受伤了，他马上就感到了疼痛。运动员在激烈的比赛中受伤，往往意识不到，感觉不到疼痛，但比赛一结束，疼痛马上就出现了。注意力减轻疼痛的机制，目前有多种解释，其中最主要的是认知的有限容量模型。

**专家说** **转移注意力是如何减轻疼痛的**

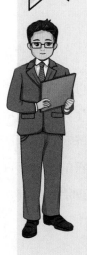

有限容量模型（the model of limited capacity）认为，人们的认知是有限的，当感觉信号超过加工能力时，注意力就会选择性地指向某个目标；如果个体的注意力从疼痛转移到其他目标，会阻碍个体对疼痛信号的进一步加工，于是出现疼痛减轻的结果。当我们为了转移注意力选择一个目标时，这个目标越有趣越重要，我们想要完成它的动机越强烈，分配给疼痛或其他与目标不相关的任务的注意力就越少，疼痛减轻的效果就越明显。当然，转移注意力只对轻度疼痛有效，重度疼痛无法通过转移注意力消除。

此外，由于听觉中枢和痛觉中枢位于大脑皮质颞叶相邻的位置，而听觉刺激造成大脑听觉中枢的兴奋可以有效抑制相邻的痛觉中枢，所以听音乐和看视频可以减轻疼痛。也有研究表明听音乐还可以提升血液中的内啡肽含量，也会产生有效的镇痛作用。

（卞晓恩　孙　涛）

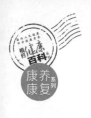

# 38. 为什么疼痛患者需要重视
# 心理治疗

疼痛不仅严重危害患者的生理健康，而且常常伴有心理或精神改变，甚至造成功能障碍。因此，一旦通过评估手段确诊了疼痛，就需要采取相应的治疗措施。疼痛的治疗可以分为药理学和非药理学两种。非药理学方法中的心理干预是目前疼痛治疗中比较流行的一种手段。在大多数情况下，采用常规的镇痛药并辅以适当的心理治疗能够获得更好的镇痛效果。

**专家说** 为什么心理干预可以缓解疼痛

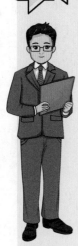

大约一个世纪以前，在生物医学模式的指导思想下，慢性疼痛被认为是一种单纯的病理症状。当时对疼痛的治疗方法主要包括两方面：一是使疼痛的病理改变局限化，二是采用适当的治疗消除引起疼痛的病理改变。然而，在没有组织损伤的情况下，这种思路就会让人很困惑。20 世纪 70 年代，生物医学模式的局限性日渐明显，而 Melzack 和 Wall 的"闸门理论"则为心理学因素影响疼痛的研究打开了一扇大门。在该理论的引导下，各种生物心理学模型依次诞生，心理学渐渐被应用于疼痛的临床治疗。当时的行为理论学家提出了一些术语来定义疼痛相关的行为，包括"应答式"行为，即个体对刺激产生的被动反应；"操作式"行为，即个体的疼痛行为会因某些因素而得到强化。后来，认知因素的作用也逐渐受到重视。越来越多的研究及临床实践证实，在疼痛治疗过程中，适当的心理学干预方法将有助于疼痛的缓解。

（卞晓恩　孙　涛）

# 39. 哪些**心理疗法**可以用于疼痛治疗

随着生物医学模式向生物 - 心理 - 社会模式的转变，医学界对疼痛的心理学治疗越来越重视，目前认为最佳的疼痛治疗方案应针对疼痛所涉及的各个方面，在传统的疼痛治疗基础上结合心理学治疗将起到更好的作用。目前常用的心理疗法包括：认知行为疗法、支持心理疗法、操作行为疗法、催眠疗法等。

 专家说

### 什么是认知行为疗法

认知行为疗法（cognitive behavioral therapy，CBT）是目前最有影响力的心理辅导和心理治疗方法之一。认知疗法的主要目的在于改变患者对自身疼痛的负面认识，增强其自信和自我控制感。而行为疗法

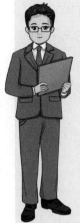

的依据是：行为是通过学习获得的，因此可以通过一些操作方法来消退、抑制、改变和替代原来的不良行为。认知行为疗法是两者的结合，重点在于改变患者的信念、期望和应对能力。在治疗过程中，医生帮助患者及家属了解可能加剧疼痛的环境因素，并且指导他们改变这些因素（如调节生活方式，包括饮食、睡眠和运动）。

### 什么是支持心理疗法

支持心理疗法在疼痛中应用的第一步是让患者产生被理解的体验，可以通过向有同情心的聆听者讲述他们的故事而实现。一旦患者开始产生信任感，也就产生了支持的效果。支持疗法的特点在于它将患者从单纯机械理解自身困境的被动接受者转变成为康复和复原中活跃的角色。

### 什么是操作行为疗法

操作行为疗法包括以下几个方面：①识别出需要进行调节的疼痛行为；②找到出现在这些行为之前并对其产生影响的刺激；③确定针对这些行为的强化刺激与惩罚方式。目标在于移除疼痛行为的强化因素，并且提供对好的行为的奖赏。

### 什么是催眠疗法

催眠疗法有 3 个基本要素：诱导、治疗性暗示和终止催眠体验的暗示。诱导的首要目的是吸引患者的注意力，其次是帮助患者集中注意力，减少注意范围，然后将注意力引向内在事物，最后一步就是分离。在疼痛治疗中，催眠激发了患者从意识中分离出痛苦的能力。一旦患者体验到了分离，便可以对他们实施治疗性暗示，即分离疼痛症状。在这一阶段主要进行治疗性沟通。在此之后，医生会暗示患者在催眠之后将感到神志清爽，精力充沛，并惊讶于症状的改善。

（卞晓恩 孙 涛）

关键词

中医 针灸 推拿

# 40. 中医有哪些 治疗痛证的方法

中医对疼痛（即痛证）的治疗有着悠久的历史和丰富的调治方法，是数千年来不断实践的经验结晶，不仅治疗痛证疗效卓著，而且安全简便，不良反应极少。常用的中医治疗痛证方法包括中药、针灸、推拿、器具等疗法。

## 专家说

### 中药如何治疗痛证

中药分为内服和外治。中药内服法为治疗痛证最常用的方法，它是在中医理论指导下，将中药制成汤剂、丸剂、散剂、酊剂等不同剂型，根据不同需要选用最佳剂型内服，从而达到治疗疼痛的目的。中药外

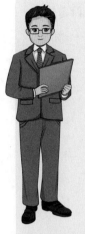

治法是以中医基本理论为指导，将中草药制剂施于皮肤、腧穴及病变局部等部位治疗各种病痛的方法。

### 针灸如何治疗痛证

针灸疗法具有疏通经络、调节气血、平衡阴阳、扶正祛邪、祛风散寒、舒筋活血、消炎镇痛的作用，操作简单，治病镇痛效果确切。针灸可细分为针刺疗法（又称为针法、针刺法）和灸疗法。临床上常用的针刺疗法有毫针疗法、梅花针疗法、电针疗法、耳针疗法、穴位注射疗法、穴位埋线疗法等。常用灸疗法有艾炷灸、艾条灸、温针灸和灯火灸等。此外，还有一种新型的中医医疗器械——小针刀，具有针刺及刀切割的双重功能。小针刀疗法是将传统中医的针刺疗法和现代西医的微创疗法有机结合的一种治疗疗法，主要应用于各种关节肌肉筋膜劳损后出现无菌性炎症后粘连引起的疼痛症状，如颈背部肌筋膜炎、腱鞘炎、足底筋膜炎、肱骨外上髁炎等。其作用主要是松解软组织粘连、消除局部筋结、减轻组织压力、改善局部血液循环、促进炎症消退、解除血管神经卡压、恢复人体力学平衡，达到消炎镇痛、解除痉挛、恢复功能的作用。

### 推拿如何治疗痛证

通过一定的推拿手法，能够调整机体阴阳平衡，疏通经络，调和气血，活血散瘀，解除痉挛，消肿止痛，理筋正骨，达利关节，分离粘连，促进伤痛恢复。现代医学认为，推拿可改善病痛局部组织的微循环，促进局部体液循环和新陈代谢，利于无菌性炎症的消退，利于伤病组织的修复，并使机体尽快恢复其正常的解剖结构和生理功能。

## 器具疗法有哪些

器具疗法是治疗或缓解脊柱源性疼痛及软组织疼痛等不可缺少的有效措施之一，其种类繁多。常用的器具疗法主要有牵引、支具、拔罐和刮痧等。

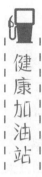

健康加油站

## 中医治疗痛证的历史有多悠久

在公元前 5 世纪，西医学对"疼痛"尚不了解时，中医就已对"疼痛"有了辩证唯物的认识，首先提出了"不通则痛"的理论。中医学对疼痛的研究奠基于秦、汉，充实于晋、隋、唐，发展于宋、元，完善于明、清，创新于现代。如《黄帝内经素问》中的《举痛论》《痹论》，《黄帝内经灵枢》中的"固痹""论痛"，张仲景的《伤寒杂病论》，巢元方的《诸病源候论》，孙思邈的《备急千金要方》等经典名著对多种痛证的辨证论治颇为精详，形成了理法方药兼备的证治体系，对后世人们辨治痛证产生了深远的影响。

（卞晓恩　孙　涛）

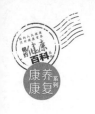

# 41. 为什么**银质针导热松解术**可以用于治疗**慢性软组织粘连**引起的疼痛

关键词

银质针 无菌性炎症

　　银质针也可以算得上是一种中医外治方法的延伸。当大家遇到颈肩腰背部疼痛、肌肉僵硬发紧的时候，银质针是一种值得一试的治疗方法。这主要是因为我们遇到的这些肌肉软组织疼痛，大多与"无菌性炎症"相关，急性损伤、慢性劳损等原因引发的软组织无菌性炎症，进而导致肌痉挛与肌挛缩，骨骼肌起止点上附着的肌腱或筋膜进一步发生牵拉性劳损，炎症反应又发展为炎症粘连，引起疼痛。而银质针导热松解术既可以用针体对粘连组织进行松解，还可以利用导热性能消除炎症，因此可以达到镇痛的目的。

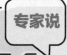

**银质针对病变肌筋膜的松解作用**

　　银质针针体粗，针身长，发挥了"粗针重刺""长针深刺"的作用，可以对粘连组织起到一定的钝性剥离和松解的作用。而肌筋膜的松解则可以改善局部组织的缺血缺氧状态，还可以减少病变局部静息状态自发电活动，可以有效解除肌痉挛和肌挛缩，改善患者疼痛。

**银质针的神经调控作用**

伤害性信息经初级感觉神经元传递到脊髓背角，再进一步加工整合上传到脊髓上高级中枢最终形成痛觉感受。针刺时通过小提插方法可以挖掘出最强针感的病灶部位，同时针刺对部分神经末梢还具有压毁作用，可阻止末梢感受器对疼痛信号的传导。

**银质针对无菌性炎症的作用**

银质针本身具有优良的导热效能，研究显示，当银质针加热时，热效应可以很好地缓解软组织病灶部位的无菌性炎症病变，降低局部的炎症因子水平，同时还可改善局部的血液循环和新陈代谢，促进病变软组织的修复和再生。

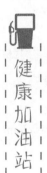

健康加油站

# 银质针的悠久历史

传统银质针又称长银针，从古代的"九针"基础上演变而来，从其形状和作用似乎与"鍉针"类似但有别于鍉针，它吸取鍉针、圆利针、长针和大针的特点制造而成，由 80% 白银制成，针身直径为 1~1.1mm，针柄末端铸成圆球状，便于安装艾球，不易脱落。长银针曾是浙江宁波陆氏伤科的治伤工具，陆氏伤科自明末清初由陆士逵创立，三百多年来在临床中一直世代沿袭应用，在 1937 年由陆氏伤科第六代传人陆银华（1895—1967 年）从浙江带到上海，陆氏伤科第七代传人陆云响医生 1959 年进入上海市静安区中心医院中医伤科工作，主要将长银针用于治

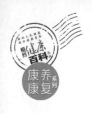

疗脊柱软组织疼痛性疾病，形成了"循经取穴""以痛为腧"和"功能运动中的痛点"三结合的银质针取穴原则。时任静安医院骨科医生的宣蛰人教授于 1963 年与其合作，并对银质针体和针刺手法进行改进，形成了今天的银质针技术。

（卞晓恩 孙 涛）

# 42. 为什么**运动**既可以**导致疼痛**又可以**缓解疼痛**

运动也是一种治疗疼痛的疗法，其是利用机体的各种功能练习体育运动或借助器械来治疗疾病与创伤，以促进机体康复的治疗方法。及时恰当地进行身体功能锻炼，能刺激细胞活动，促进组织结构和功能的恢复。然而过度运动或者姿势不恰当地进行运动，反而会导致肌肉、关节的损伤，从而引起一系列的疼痛。

### 运动疗法可以治疗哪些疼痛

运动疗法的适应证很广泛。比如可采用四头带或颈圈的颈椎牵引法和颈椎的各轴心方向的主动活动来缓解神经根型颈椎病，牵引时可配合局部热疗，疗效

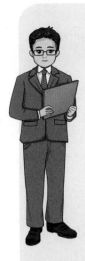

更佳。而对于肩周炎患者来讲，可进行专门的肩颈功能锻炼，以恢复肩关节的各轴向的活动度，以及采用健肢带动患肢的联动运动，如"爬墙"等。此外，还可利用"小燕飞"等动作来锻炼腰背肌，适用于腰肌劳损、腰椎间盘突出症等疾病的恢复。

## 什么情况下运动会导致疼痛

如果长时间不运动后突然进行一次运动，或者运动量超负荷，则很有可能会导致运动后的疼痛。运动后的疼痛分为以下几种。首先是急性的、即时的肌肉痛，这种是肌肉拉伤、肌纤维破裂所引起，一般是运动过于剧烈、热身准备不充分或者运动动作不当所致。还有一种是"延迟性肌肉酸痛"，一般在锻炼后 24 小时后出现，持续 2~3 日后自行缓解，这种疼痛是由于运动负荷大而导致的肌纤维破坏和微损伤，在训练之后机体对微损伤的组织进行修复，在修复过程中会有酸痛的感觉，同时会实现力量的增长。此外，还有由于肌肉纤维过度使用，反复强烈牵拉而引起的肌腱或肌肉产生疼痛感、刺痛感，可以归结为肌腱炎，比如过量的奔跑跳跃引起的膝盖的髌腱炎，打网球、羽毛球等挥拍性运动过量导致的"网球肘"（肱骨外上髁炎），跑步过量引起的跟腱炎，是一种慢性劳损。

（卞晓恩　孙　涛）

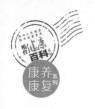

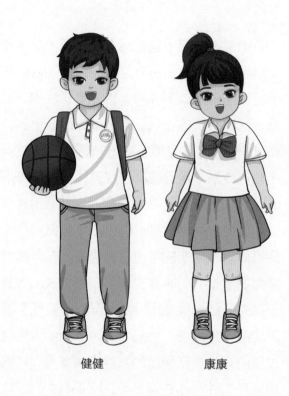

相约健康百科丛书

**人物关系介绍**

健健　　　　　康康

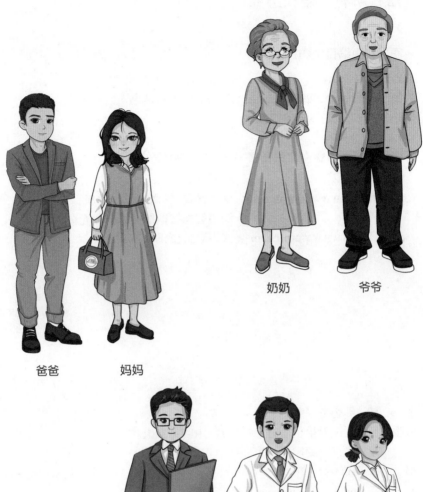

爸爸　　　　妈妈　　　　　　　　奶奶　　　　爷爷

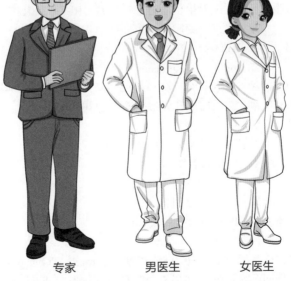

专家　　　　男医生　　　　女医生

**图书在版编目（CIP）数据**

疼痛康复怎么办 / 樊碧发，张达颖主编. -- 北京：
人民卫生出版社，2024. 7. --（相约健康百科丛书）.
ISBN 978-7-117-36668-7

Ⅰ. R441.1-49

中国国家版本馆 CIP 数据核字第 2024ZD0826 号

| | | |
|---|---|---|
| 人卫智网 | www.ipmph.com | 医学教育、学术、考试、健康、购书智慧智能综合服务平台 |
| 人卫官网 | www.pmph.com | 人卫官方资讯发布平台 |

相约健康百科丛书

疼痛康复怎么办

Xiangyue Jiankang Baike Congshu

Tengtong Kangfu Zenmeban

主　　编：樊碧发　张达颖
出版发行：人民卫生出版社（中继线 010-59780011）
地　　址：北京市朝阳区潘家园南里 19 号
邮　　编：100021
E - mail：pmph @ pmph.com
购书热线：010-59787592　010-59787584　010-65264830
印　　刷：北京盛通印刷股份有限公司
经　　销：新华书店
开　　本：710 × 1000　1/16　印张：22
字　　数：285 千字
版　　次：2024 年 7 月第 1 版
印　　次：2024 年 8 月第 1 次印刷
标准书号：ISBN 978-7-117-36668-7
定　　价：72.00 元
打击盗版举报电话：010-59787491　E-mail：WQ @ pmph.com
质量问题联系电话：010-59787234　E-mail：zhiliang @ pmph.com
数字融合服务电话：4001118166　E-mail：zengzhi @ pmph.com

52检